健康 · 家庭 · 新生活

血糖控制
这样动

U0741024

[日]若叶出版社 编

张君蕊 译 梁辰 审校

人民邮电出版社

北 京

图书在版编目（CIP）数据

血糖控制这样动 / 日本若叶出版社编；张君蕊译.
北京：人民邮电出版社，2025. -- （健康·家庭·新生活）. -- ISBN 978-7-115-65792-3

Ⅰ. R587.105

中国国家版本馆 CIP 数据核字第 2025SX1674 号

免 责 声 明

　　本书内容旨在为大众提供有用的信息。所有材料（包括文本、图形和图像）仅供参考，不能用于对特定疾病或症状的医疗诊断、建议或治疗。所有读者在针对任何一般性或特定的健康问题开始某项锻炼之前，均应向专业的医疗保健机构或医生进行咨询。作者和出版商都已尽可能确保本书技术上的准确性以及合理性，且并不特别推崇任何治疗方法、方案、建议或本书中的其他信息，并特别声明，不会承担由于使用本出版物中的材料而遭受的任何损伤所直接或间接产生的与个人或团体相关的一切责任、损失或风险。

内 容 提 要

　　在现代社会，高血糖已经成为一个普遍的健康问题，影响着人们的生活质量。本书集中讨论了如何通过简易、高效的运动有效降低血糖水平，从而控制和改善高血糖状况。书中详细介绍了针对不同场合（如餐后、户外）的运动建议，并提供了改善体质的8种轻松肌肉训练方法。这些运动不仅易于实施，而且效果显著。此外，本书还探讨了高血糖管理的其他方面，如应对压力、饮食选择和出现低血糖情况时如何处理，为读者提供了全面的健康指导。这本书适合高血糖人群、健康生活方式追求者等阅读。

- ◆　编　　　　　[日] 若叶出版社
　　译　　　　　张君蕊
　　责任编辑　　刘日红
　　责任印制　　彭志环
- ◆　人民邮电出版社出版发行　　北京市丰台区成寿寺路 11 号
　　邮编　100164　电子邮件　315@ptpress.com.cn
　　网址　https://www.ptpress.com.cn
　　北京瑞禾彩色印刷有限公司印刷
- ◆　开本：880×1230　1/32
　　印张：4.25　　　　　　　　　　　2025 年 8 月第 1 版
　　字数：69 千字　　　　　　　　　2025 年 8 月北京第 1 次印刷
　　　　　著作权合同登记号　图字：01-2024-3928 号

定价：39.80 元
读者服务热线：**(010)81055296**　印装质量热线：**(010)81055316**
反盗版热线：**(010)81055315**

众所周知，如果糖化血红蛋白（HbA1c，反映患者近2~3个月平均血糖水平）持续偏高，人体长期处于高血糖状态，可能会导致糖尿病视网膜病变、糖尿病肾病和糖尿病神经病变三大并发症，以及诱发脑梗死、脑出血和心肌梗死等其他可怕的并发症。

因此，为预防此类并发症，不仅需要依靠药物治疗，日常的血糖控制也至关重要，我们可以通过改变饮食习惯和日常锻炼，尽可能将HbA1c控制在正常范围内。常规而言，糖尿病有三种基本治疗方法，即饮食疗法、运动疗法和药物疗法。

我认为，其中最重要的是运动疗法。

进行运动有许多好处。

● 可以加强因平时缺乏锻炼而衰退的大腿、腹部肌肉，使血糖（血液中的葡萄糖）逐渐消耗为能量。

● 减少超重人群体内的脂肪，进而改善胰岛素（降低血糖的激素）的作用，使胰岛素的效果更加显著。

● 对于因缺乏胰岛素而血糖过高的人群，运动可促使血糖逐渐被肌肉吸收，从而降低血糖。

● 有助于调节情绪，缓解精神压力，要知道压力也是导致血糖升高的因素之一。

因此，运动有助于改善易患高血糖人群的糖尿病体质。

然而，实际情况是，<mark>大量患者可以遵照医嘱进行药物和饮食治疗，却没有进行运动治疗</mark>。

那么，为什么运动疗法很少被采用呢？

这是因为大部分人都在接受内科综合治疗，而非糖尿病专科医生的治疗。许多内科医生虽然会强调饮食和运动的重要性，但并没有具体解释如何调整饮食、运动以改善高血糖以及哪种运动是有效的。

对于血糖控制不佳的患者，医生只会询问有关饮食和药物的问题，比如："您最近是否暴饮暴食或贪吃零食？请注意饮食。""您是否按时服药？可以考虑换一种药，再观察一段时间。"

糖尿病是一种血糖值异常升高的疾病，通常人们会认为它只是暴饮暴食或摄入高糖食物所造成的。内科医生也主要强调改善饮食的重要性，并开具抑制糖分吸收的药物。

然而，<mark>很少有内科医生会嘱咐患者要多运动</mark>。遗憾的是，即使是糖尿病专科医生也很少注重运动疗法，很多患者自然不会采取运动疗法。而且运动疗法的门槛较高，对患者的体力有所要求，患者很难长期坚持。因此有患者一听到运动疗法就望而却步。

但其实运动疗法并非仅仅指高强度的活动。<mark>购物、散步、</mark>

做家务和洗衣等日常活动都可以活动身体，也是有效的运动疗法。

关键在于要减少居家久坐的时间。

运动可以增加消耗血糖的肌肉。即使是胰岛素缺乏或胰岛素功能不佳的人群，HbA1c都会开始稳步下降。这是因为，无论胰岛素的分泌和功能如何，运动都可以使血糖被肌肉吸收和消耗。

本书介绍了11种1分钟运动操，全部简单易行。即使对体力没有信心的患者也可以轻松进行。其中，我在第5章和第6章中介绍了"8种轻松肌肉训练"，大家不需要每天都做完这8种动作，只需要选择适合自己的2~3种来练习，而且不需要每天进行，每周做2~3次即可见效。

然而，我们必须认识到，糖尿病是一种不能完全被治愈的疾病。即使HbA1c恢复正常，也不能放松警惕，仍需维持良好的血糖控制。希望本书介绍的1分钟运动操能帮助您改善日常的血糖状况。

名古屋大学名誉教授、爱知瑞穗大学前校长、日本糖尿病学会名誉会员

佐藤祐造

最适合您的"1分钟运动操"一览

餐后运动 5秒原地腰部下沉

详细说明请参见 第34~37页

腰部下沉5秒，恢复原来的姿势5秒。1组做1分钟。

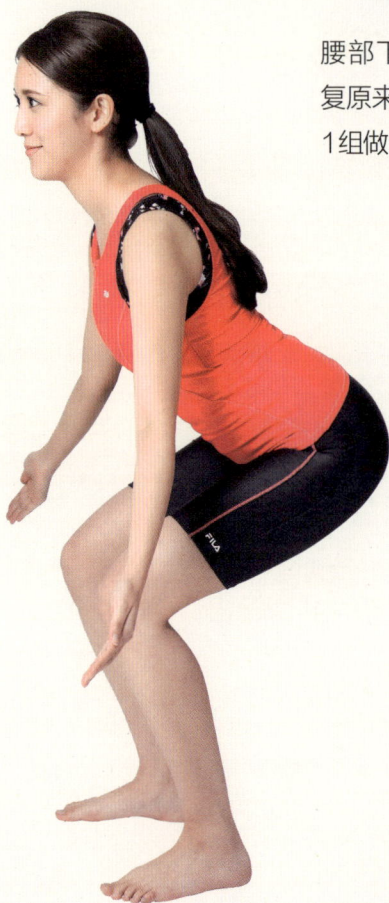

本部分介绍了本书中提到的所有『1分钟运动操』。本书中还列举了11种锻炼方法，包括适合餐后、居家和户外等不同场合的运动，以及改善糖尿病的肌肉训练方法。请先选择2~3种自己想进行锻炼的1分钟运动操，然后实践一下。

HbA1c 显著下降!

居家运动 腰部下沉走路

详细说明 请参见 第38~39页

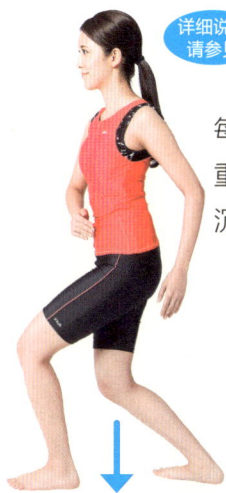

每走一步，
重复腰部下
沉的动作。

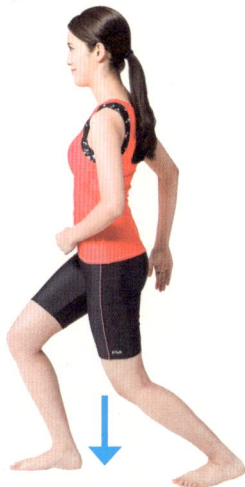

户外运动 肌肉训练快走

详细说明 请参见 第52~54页

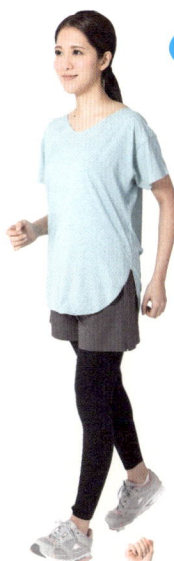

重复小步慢走
（约3分钟）和
大步快走（约
1分钟）。

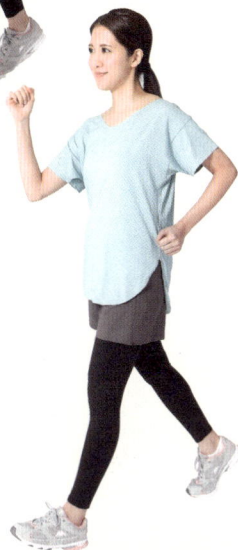

最适合您的"1分钟运动操"一览

2 改善糖尿病的8种"轻松肌肉训练"

轻松肌肉训练 ① 仰卧位腹式呼吸

详细说明请参见 第62~63页

收腹，同时出声计数"1、2、3、4、5"，保持5秒。

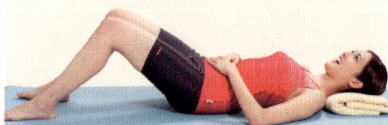

轻松肌肉训练 ② 仰卧位抬腿

详细说明请参见 第64页

收腹，将腿抬离椅子，保持5秒。

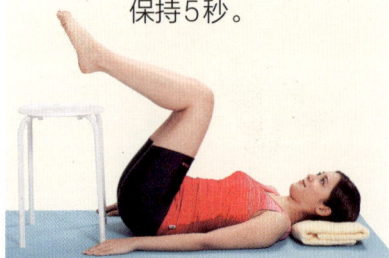

轻松肌肉训练 ③ 背桥

详细说明请参见 第72~73页

抬起臀部，双膝并拢，保持5秒。

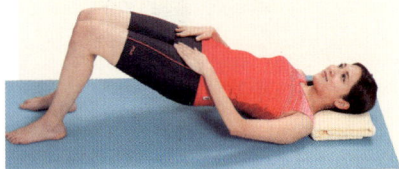

轻松肌肉训练 ④ 肘撑抬腰

详细说明请参见 第74~75页

双肘着地，双膝弯曲，抬起臀部，保持5秒。

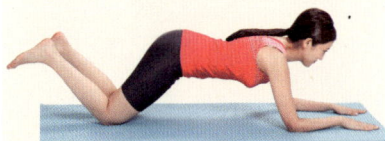

HbA1c显著下降!

8种动作不需要全部做完。可以选择2~3种适合自己的肌肉训练！每周进行2~3天即可！

轻松肌肉训练 ⑤　跪姿抬臂

详细说明请参见 **第76页**

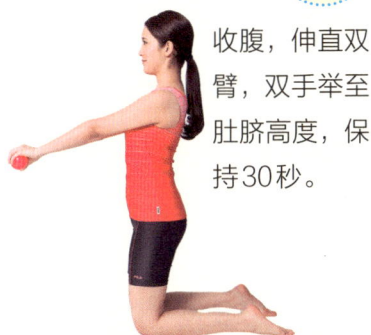

收腹，伸直双臂，双手举至肚脐高度，保持30秒。

轻松肌肉训练 ⑥　5cm步行

详细说明请参见 **第78~79页**

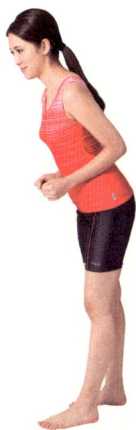

单腿向前迈出约5cm，膝盖不要弯曲，上身保持前倾。

轻松肌肉训练 ⑦　直立提踵

详细说明请参见 **第80~81页**

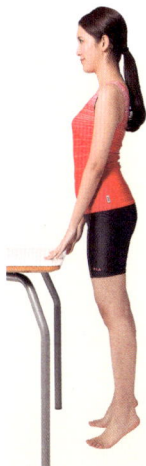

垂直站立，抬起脚跟，保持5秒。

轻松肌肉训练 ⑧　屈膝提踵

详细说明请参见 **第82页**

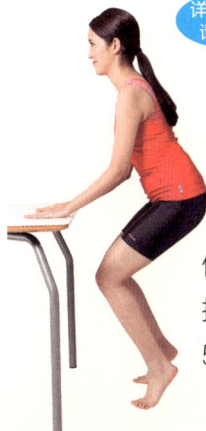

保持双膝弯曲，抬起脚跟，保持5秒。

目录

第1章 最新信息① HbA1c难以下降怎么办? 正确答案是通过运动来降低! 日本糖尿病学会证实，无论是缺乏胰岛素还是胰岛素功能不佳的人群，都能通过运动来降低 HbA1c

名古屋大学名誉教授、爱知瑞穗大学前校长、日本糖尿病学会名誉会员 佐藤祐造 1

2 饮食疗法和运动疗法是治疗糖尿病的主要方法，但大多数患者即使接受了运动指导，也没有付诸实践

4 注意! 针对糖尿病专科医生以外的大多数内科医生不提供运动指导的现状，日本糖尿病学会敲响警钟

6 运动疗法未能充分实施的主要原因是"过于相信药物疗法和饮食疗法"以及"不了解运动的效果"

8 运动疗法能提高降血糖激素"胰岛素"的功效，降低HbA1c

10 降低HbA1c的关键在于肌肉，肌肉能消耗血糖，因此锻炼肌肉与饮食同样重要

12 运动疗法只需减少"居家久坐的时间"，HbA1c就会开始下降

第2章 最新信息② 研究发现，运动是通过激活体内血糖清除物质来降低血糖值的特效药! 对1型糖尿病也有效

京都府立医科大学客座讲师、梶山内科诊所所长 梶山静夫 15

16 糖尿病专科医生证实，通过运动来降低HbA1c，糖尿病并发症和死亡的风险也会大大降低

18 通过运动来降低HbA1c，对提高免疫力有帮助

20 运动不仅能提高胰岛素的作用，还能激活血糖清除物质"GLUT4"，从而刺激糖分代谢

22 运动疗法对1型糖尿病患者非常有效，一些患者已经摆脱了自行注射胰岛素的痛苦

第3章 餐后运动 餐后运动可以防止餐后血糖值飙升，是糖尿病最重要的对策，其中"5秒原地腰部下沉"对促进摄入糖分的代谢效果显著

京都府立医科大学客座讲师、梶山内科诊所所长 梶山静夫 25

26 要降低HbA1c，最重要的是通过餐后运动来控制餐后血糖值的飙升

28 餐后运动可激活GLUT4，它能在不使用胰岛素的情况下促进血糖的代谢，抑制血糖飙升

30 餐后运动会消耗大量血糖，"深蹲"能有效锻炼大腿肌肉，效果显著

31 吸入氧气后深蹲的效果更佳，最佳做法是餐后1分钟的"5秒原地腰部下沉"

33 5秒原地腰部下沉，加上居家进行"腰部下沉走路"，效果立竿见影，餐后血糖值显著下降

34 ●"5秒原地腰部下沉"的具体做法

38 ●"腰部下沉走路"的具体做法

40 **案例报告** 进行5秒原地腰部下沉后，HbA1c从10.7%降至7%以下，成功避免住院治疗

42 **案例报告** 空腹血糖值一度超过16.7mmol/L，在进行5秒原地腰部下沉后血糖值降至5.1mmol/L，不需要服药

43 **案例报告** 5秒原地腰部下沉，加上腰部下沉走路，HbA1c基本恢复正常，体重也减轻7kg

第4章 户外运动 居家或户外行走不能有效降低血糖，而"肌肉训练快走"可以增加腿部肌肉，提高血糖代谢能力，效果提升显著

信州大学研究生院医学系研究科特聘教授　**能势博**　45

46 外出时，配合"快走"，比药物控制血糖更有效

48 快走能有效消耗血糖的关键在于挺直腰背、大步行走、大幅摆臂

50 不擅长快走也可以轻松做到！不会感到疲倦！"肌肉训练快走"，快走和慢走交替进行

52 ●"肌肉训练快走"的具体做法

第5章 改善体质的肌肉训练① 不易消耗血糖的糖尿病体质，可以通过由大学附属医院开发的"轻松肌肉训练"得以改善，即使是老年人也可以做到，第一部分是锻炼腹部的"核心肌群训练"

名古屋大学名誉教授、爱知瑞穗大学前校长、日本糖尿病学会名誉会员　**佐藤祐造**　55

56 糖尿病体质的元凶在于腹部核心肌群的衰退，每周进行2～3天"轻松肌肉训练"，可以轻松增强腹部核心肌群

59 通过进行"腹部核心肌群训练"来增强容易衰退的腹部肌肉，可以迅速降低HbA1c

61 腹部核心肌群训练包括仰卧位腹式呼吸和仰卧位抬腿两种，进行其中一种即可

62 ●轻松肌肉训练❶ "仰卧位腹式呼吸"的具体做法

64 ●轻松肌肉训练❷ "仰卧位抬腿"的具体做法

第6章 改善体质的肌肉训练② 轻松肌肉训练的第二部分是锻炼臀部和小腿肌肉的"下肢肌肉训练"，只需进行1～2种就能逐渐改善体质，消耗更多血糖

名古屋大学名誉教授、爱知瑞穗大学前校长、日本糖尿病学会名誉会员　佐藤祐造　65

66 通过进行轻松肌肉训练中的"下肢肌肉训练"，可以轻松增强难以锻炼的臀部及小腿等下肢肌肉

68 在进行下肢肌肉训练前，通过两种最基本的热身运动来放松髋关节和膝关节肌肉

69 ●热身运动❶ "空中走楼梯"的具体做法

70 ●热身运动❷ "臀部及大腿拉伸"的具体做法

71 1分钟下肢肌肉训练分为仰卧、俯卧、跪姿3种，只需进行其中1种即可增强臀部肌肉，同时可以强化腹部核心肌群

72 ●轻松肌肉训练❸ "背桥"的具体做法

74 ●轻松肌肉训练❹ "肘撑抬腰"的具体做法

76 ●轻松肌肉训练❺ "跪姿抬臂"的具体做法

77 小腿和大腿肌肉可以通过不屈膝的"5cm步行"等1分钟运动操来增强

78 ●轻松肌肉训练❻ "5cm步行"的具体做法

80 ●轻松肌肉训练❼ "直立提踵"的具体做法

82 ●轻松肌肉训练❽ "屈膝提踵"的具体做法

83 案例报告 进行两种"轻松肌肉训练"后，HbA1c基本恢复正常

85 案例报告 通过"轻松肌肉训练"锻炼大腿后，空腹血糖值和HbA1c均有下降，身体也变得更加灵活

第7章 `最新护理` 有效应对糖尿病的方法——从改善导致糖尿病恶化的压力和牙周病，到调整饮食、控制低血糖和足部护理

京都府立医科大学客座讲师、梶山内科诊所所长 **梶山静夫** 87

88 如果难以长期坚持饮食疗法，就不需要计算食物热量，选择"顺序饮食疗法"可以有效防止餐后血糖飙升

90 "顺序饮食疗法"只需遵循"蔬菜优先""主食最后"，不需要限制饮食也能营养均衡

94 压力是导致糖尿病恶化的一个重要原因，散步、拉伸等适度运动有助于缓解压力

96 牙周病也会导致糖尿病恶化，预防措施除了刷牙和口腔护理外，还包括"+1护理"

98 如何应对高热量的酒、肉类、油腻的炒菜和含糖量高的意大利面

102 国际研究表明，可可含量高于70%的黑巧克力是零食的最佳选择，具有降血糖的功效

104 如果晚餐吃得晚，就在晚上回家前和回家后少量进食，可以减缓餐后血糖水平的升高

106 糖尿病患者还容易突然失去意识，发生"低血糖"，因此在洗澡和户外运动时应当小心

108 糖尿病会导致血流不畅，足部伤口和足癣难以愈合，因此"检查足部是否异常"和"足部护理"至关重要

第8章 `最新治疗` 通过"血糖监测"发现隐性糖尿病，"三大并发症检查"必不可少，通过"住院教育"控制无法长期坚持运动和饮食疗法的糖尿病患者的血糖

日本自治医科大学名誉教授、练马光丘医院名誉院长 **川上正舒** 111

112 即使在健康检查中血糖值正常的人也要注意！"血糖监测"可发现在不知不觉中恶化的隐性糖尿病

114 糖尿病患者血糖控制不佳易导致并发症，因此"三大并发症检查"必不可少

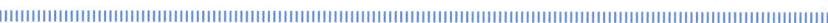

116 接受医生的运动和饮食指导，但没有长期坚持的糖尿病患者，通过"住院教育"逐渐成功控制住血糖

118 指导专家

120 结语　京都府立医科大学客座讲师、梶山内科诊所所长　**梶山静夫**

第 **1** 章

HbA1c 难以下降怎么办？
正确答案是通过运动来降低！
日本糖尿病学会证实，无论是
缺乏胰岛素还是胰岛素功能不佳的
人群，都能通过运动来
降低HbA1c

名古屋大学名誉教授
爱知瑞穗大学前校长
日本糖尿病学会名誉会员
佐藤祐造

饮食疗法和运动疗法是治疗糖尿病的主要方法，但大多数患者即使接受了运动指导，也没有付诸实践

在治疗糖尿病的过程中，将血糖值控制在正常范围内非常重要。

在大多数情况下，患者需要服用降糖药，病情严重者必须注射胰岛素，但"饮食疗法"和"运动疗法"才是控制血糖的基础。特别是在日本，许多人由于暴饮暴食和缺乏运动，都患有2型糖尿病，因此必须确保合理饮食和坚持运动。

然而，与饮食疗法相比，运动疗法没有得到积极的指导，处于不平衡的状态。

1965年，日本糖尿病学会编辑并出版了《糖尿病饮食疗法食物交换表》，长期以来，饮食疗法在糖尿病治疗中一直得到积极的指导和反馈。此外，许多接受饮食疗法指导的患者都意识到自己存在饮食不规律的问题，并积极进行饮食疗法。

相较之下与饮食疗法相比，运动疗法没有得到充分的实施。

饮食指导和运动指导的实施情况

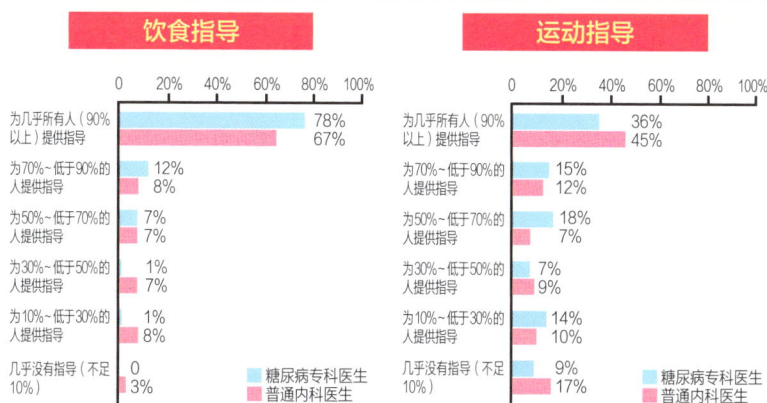

饮食指导

	糖尿病专科医生	普通内科医生
为几乎所有人（90%以上）提供指导	78%	67%
为70%~低于90%的人提供指导	12%	8%
为50%~低于70%的人提供指导	7%	7%
为30%~低于50%的人提供指导	1%	7%
为10%~低于30%的人提供指导	1%	8%
几乎没有指导（不足10%）	0	3%

运动指导

	糖尿病专科医生	普通内科医生
为几乎所有人（90%以上）提供指导	36%	45%
为70%~低于90%的人提供指导	15%	12%
为50%~低于70%的人提供指导	18%	7%
为30%~低于50%的人提供指导	7%	9%
为10%~低于30%的人提供指导	14%	10%
几乎没有指导（不足10%）	9%	17%

源自：佐藤祐造、曽根博仁・他：委員会報告　わが国における糖尿病運動療法の実施状況（第1报）一医師側への質問紙全国調査成績一．糖尿病，58：568-575.2015.

上图为对初诊患者的实施情况。几乎所有患者都接受了饮食指导（67%~78%），而接受运动指导的患者不足45%。

　　上图为日本糖尿病学会运动疗法委员会（详见第4页）的调查结果。根据此项调查结果，67%~78%的普通内科医生和糖尿病专科医生会对几乎所有初诊患者指导饮食疗法，而对初诊患者的运动疗法指导不足45%。

　　运动疗法委员会的另一项调查显示，仅有大约一半（52%）的患者接受并实施了运动疗法指导。

　　饮食疗法和运动疗法宛如一辆车的两个轮子，应该协同并进。如果缺乏运动疗法这一环节，血糖控制就无法达到理想的水平。

注意！针对糖尿病专科医生以外的大多数内科医生不提供运动指导的现状，日本糖尿病学会敲响警钟

作为糖尿病专科医生，我对于运动疗法不如饮食疗法实施充分的现状感到困惑。因此，我提议在全国范围内开展运动疗法调查，并在日本糖尿病学会内部成立了"糖尿病运动疗法、运动处方制定学术调查研究委员会"（运动疗法委员会）。

我们对糖尿病专科医生和普通内科医生进行了问卷调查，以及对糖尿病患者进行了问卷调查，结果显示出一些情况。

根据对普通内科医生和糖尿病专科医生的调查，如上文所述，向所有初诊患者提供运动疗法指导的比例不足45%。运动疗法指导实施不足的主要原因之一，可能是医疗领域的运动疗法指导尚未充分系统化。

请参见第5页图。这是一项关于饮食疗法和运动疗法是否系统化的调查结果。调查结果显示，普通内科医生和糖尿病专科医生制作饮食指导说明的比例为28%～67%，而制作运动指导说明的比例仅为2%～9%。

饮食疗法和运动疗法是否系统化？

饮食疗法

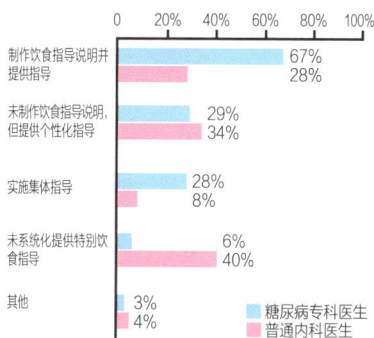

- 制作饮食指导说明并提供指导：67% / 28%
- 未制作饮食指导说明，但提供个性化指导：29% / 34%
- 实施集体指导：28% / 8%
- 未系统化提供特别饮食指导：6% / 40%
- 其他：3% / 4%

糖尿病专科医生 / 普通内科医生

运动疗法

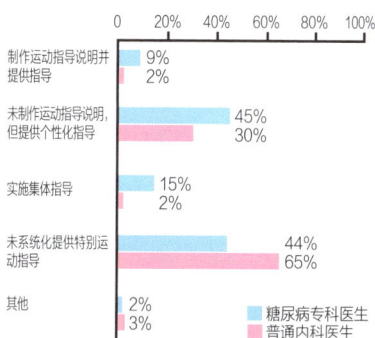

- 制作运动指导说明并提供指导：9% / 2%
- 未制作运动指导说明，但提供个性化指导：45% / 30%
- 实施集体指导：15% / 2%
- 未系统化提供特别运动指导：44% / 65%
- 其他：2% / 3%

糖尿病专科医生 / 普通内科医生

源自：佐藤祐造、曽根博仁·他：委員会報告　わが国における糖尿病運動療法の実施状況（第1報）一医師側への質問紙全国調査成績一. 糖尿病，58：568-575. 2015.

67%的糖尿病专科医生会编写饮食指导说明，但仅有9%的糖尿病专科医生会编写运动指导说明。目前看来，系统化还不充分。

　　并且，同一调查结果显示，30%~45%的医生提供个性化的运动疗法指导，44%~65%的医生未提供系统的运动疗法指导。这表明，运动疗法指导的实施率在1/3~1/2之间，且是否提供运动疗法指导由每位医生自行决定。

　　日本糖尿病学会对这种情况表示非常担忧，运动疗法委员会的成员正在牵头开展教育活动，包括出版《糖尿病运动疗法指导手册》，旨在提高医生对运动疗法的重视程度。

运动疗法未能充分实施的主要原因是"过于相信药物疗法和饮食疗法"以及"不了解运动的效果"

许多医生都知道，饮食疗法和运动疗法相结合对于正确控制血糖非常重要。尽管如此，运动疗法却没有得到普及，其原因有很多。

日本糖尿病学会运动疗法委员会对治疗糖尿病的医生（分为高频率组和低频率组，前者在初诊时向70%以上的患者提供运动疗法指导，后者向不足50%的患者提供运动疗法指导）进行了一项问卷调查，了解阻碍运动疗法实施的问题。调查结果如第7页图所示。

由此可知，最主要的问题是"指导时间不足""未在医疗报酬中体现"，以及"缺乏合适的运动指导者"。

实际上，在日本医疗保险制度中，糖尿病运动疗法指导没有设定相应的诊疗报酬点数。虽然也可以用其他项目来计算，但实际上更多的是作为一种服务来进行，因此很少有医生愿意花时间去做这件事。

实施运动疗法过程中的问题（医生意见）

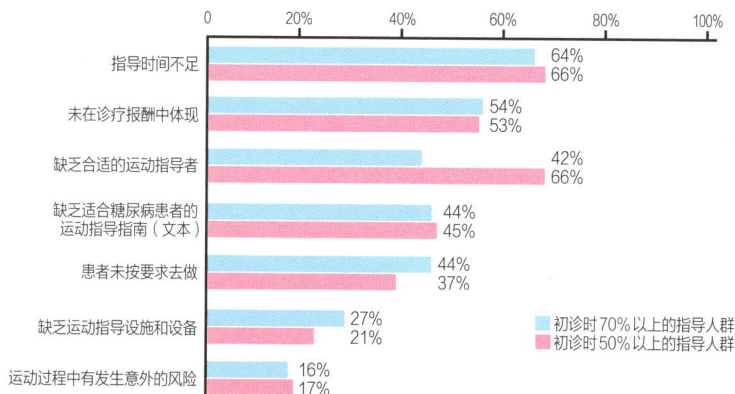

源自：Sato, Y., Kondo, K. et al.: Situation of exercise therapy for patients with diabetes melitus in Japan a nationwide survey. Diabetology int, 3: 86-91, 2012.

糖尿病运动疗法没有设定相应的诊疗报酬点数。因此，运动疗法在确保合适的运动指导者和改善运动设施方面毫无进展。

　　因此，如果针对药物疗法和饮食疗法的指导设定相应的诊疗报酬点数，血糖值也能相应得到控制，这一点毋庸置疑。虽然配合运动疗法可以有效减少药物剂量，控制血糖，但遗憾的是，由于医疗保险制度的问题，运动疗法常常被忽视。

　　还有一种情况是，接受运动指导的患者觉得麻烦而不愿意运动。造成这种情况的主要原因是"没有时间""没有动力""不了解效果"等。患者必须正确了解运动疗法的效果，并提高运动的动力。

运动疗法能提高**降血糖激素"胰岛素"的**功效，降低HbA1c

那么，为什么运动疗法有助于将血糖值稳定在较低水平呢？这是因为运动能改善"胰岛素"的作用，使血糖消耗更加顺畅。

胰岛素由胰腺的胰岛β细胞所产生。在餐后血糖值升高时胰岛β细胞会分泌胰岛素，胰岛素将血液中的葡萄糖输送到肝脏和肌肉，并将多余的葡萄糖合成糖原和甘油三酯，储存在体内。这样，胰岛素就能调节血糖值，有效促进能量消耗。

然而，2型糖尿病患者面临两种情况，一是胰腺中的β细胞耗竭，分泌的胰岛素减少；二是胰岛素的效果降低，肝脏和肌肉细胞难以吸收葡萄糖（出现胰岛素抵抗），从而无法调节餐后急剧升高的血糖值。

运动疗法能有效改善胰岛素抵抗。从本质上讲，胰岛素是通过与细胞膜上的胰岛素受体结合并将葡萄糖带入细胞（葡萄糖转运）来调节血糖值的。运动可增加肝脏和肌肉的血流量，使胰岛素到达细胞的各个部位，激活葡萄糖转运的关键——葡萄糖转运体（存在于细胞膜上将血浆中的葡萄糖转

胰岛素促进糖分储存

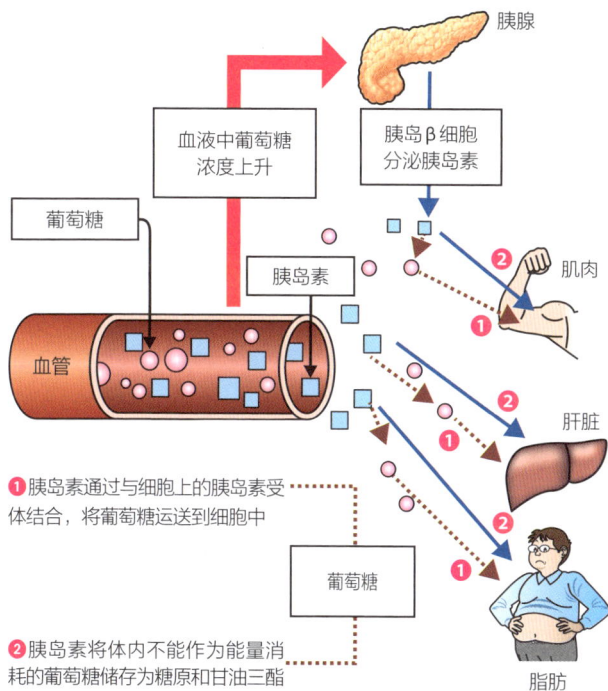

胰腺

血液中葡萄糖浓度上升

胰岛β细胞分泌胰岛素

葡萄糖

胰岛素

肌肉

血管

肝脏

❶胰岛素通过与细胞上的胰岛素受体结合，将葡萄糖运送到细胞中

葡萄糖

❷胰岛素将体内不能作为能量消耗的葡萄糖储存为糖原和甘油三酯

脂肪

运入细胞的一类膜蛋白，英文简写GLUT，其中GLUT4在葡萄糖的摄取和代谢过程中发挥着重要作用）。运动能够减少阻碍葡萄糖吸收的脂肪（异位脂肪），从而改善胰岛素抵抗。

事实上，坚持运动疗法可提高胰岛素的有效性，降低餐后的血糖值，稳定HbA1c。

降低HbA1c的关键在于肌肉，肌肉能消耗血糖，因此锻炼肌肉与饮食同样重要

我们的身体即使在静坐和休息时也会消耗能量。这就是基础代谢。然而，随着年龄的增长，我们的基础代谢会逐渐下降，饮食中摄入的碳水化合物和脂肪无法充分转化为能量。

造成这种情况最主要的原因是随着年龄的增长，肌肉逐渐萎缩。肌肉作为身体运动的"引擎"，需要消耗大量血糖来提供能量。如果肌肉萎缩，HbA1c自然容易升高。

日本一项比较20多岁和70多岁健康人群四肢肌肉量的全国性研究报告显示，男性和女性的肌肉量平均分别下降了10.8%和6.4%。另一项研究比较了20~80岁人群的屈膝肌肉力量，发现平均下降40%~52%。

重要的一点是，除了肌肉量减少之外，随着年龄的增长，肌肉力量也会明显下降。当肌肉力量不能充分发挥时，血糖的代谢效率就会降低。

健康人群和2型糖尿病患者的体力比较

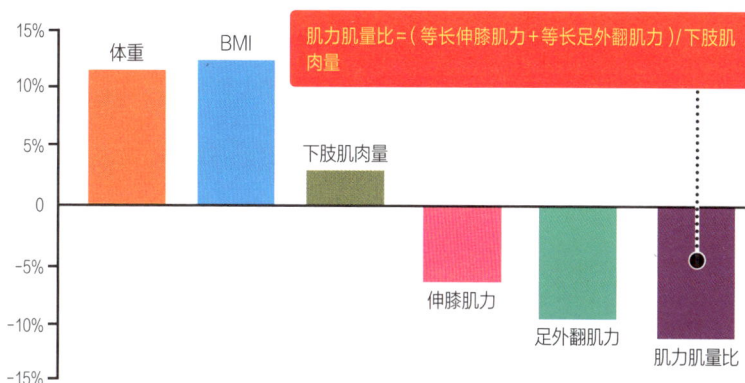

肌力肌量比=（等长伸膝肌力+等长足外翻肌力）/下肢肌肉量

注：BMI为身体质量指数。
源自：Asada, F., Nomura, T. et al.: Lower-limb muscle strength according to bodyweight and muscle mass amang middle age patients with type 2 diabetes without diabetic neuropathy. J Phys Ther Sci, 29(7): 1181–1185, 2017.

上图为2型糖尿病患者与健康人群的体力对比图。2型糖尿病患者的体重和BMI（肥胖度）较高，下肢肌肉量略多于健康人群，但肌肉力量较低。将肌肉力量除以下肢肌肉量（肌力肌量比），能明显看出两者之间的差异。

　　上图显示了2型糖尿病患者与健康人群的体力对比。从图中可以看出，2型糖尿病患者因肥胖，下肢的肌肉量稍微多一些，但与肌肉量相对的肌肉力量（肌力肌量比）却明显下降。其程度从轻度到中度不等，如果并发了糖尿病神经病变导致难以运动，肌肉萎缩会更加明显。

　　由此可见，保持肌肉量和肌肉力量的运动疗法与饮食疗法同等重要。

运动疗法只需减少"居家久坐的时间"，HbA1c 就会开始下降

糖尿病运动疗法推荐中等强度的运动。中等强度的运动相当于3~4METs（静息时能量消耗为1MET，METs表示其倍数）。

3~4METs的运动量包括正常步行（平地上每分钟走67m）、低强度力量训练、太极拳、保龄球、排球、交谊舞、乒乓球和广播体操等。

这些都是能少量出汗的轻微运动，但如果是平时没有运动习惯的糖尿病患者，即使有意识地去做这些运动，也很难坚持下去。很多患者都以"没有时间""没有动力"为由，不想去做。

因此，在开始运动疗法的初期，最好重新审视不运动的生活习惯，并尝试增加"身体活动量"（生活中的运动）。只要减少居家久坐的时间，增加身体活动量，就能帮助控制血糖。

近年来，其他国家对糖尿病的治疗不仅注重运动，还注重减少不活动的生活时间，以及增加身体活动量。

这始于2009年，当时世界卫生组织（WHO）将"缺乏身

增加身体活动量至关重要

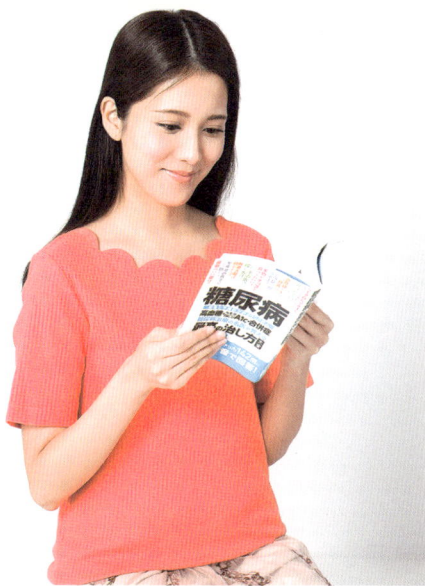

久坐会降低能量消耗，导致肥胖和高血糖。因此，
延长站立活动的时间非常重要。

体活动"与高血压、高血糖和吸烟一起列为致死的危险因素。
不爱活动的生活方式导致身体活动量减少，容易诱发糖尿病
等生活方式病。

美国糖尿病学会也建议"不要久坐超过30分钟""每30
分钟进行一次短时间（5分钟以下）的轻体力活动"。

不爱活动的生活方式相当于久坐。

研究表明，与更容易患上2型糖尿病的肥胖者（BMI 33）

相比，不容易患上2型糖尿病的苗条者（BMI 23），每天坐着的时间要少164分钟，站着活动的时间要多152分钟。这意味着，长时间站立活动的人群与久坐的人群相比，其能量消耗率更高，肥胖的可能性更小，血糖值更稳定。

在日本，自私家车普及以来，糖尿病患者的人数急剧增加。汽车购买量和糖尿病发病率同步上升。乘坐汽车的时候，坐在座位上几乎不需要体力消耗，就能轻松到达目的地。这种文明带来的便利加剧了人们不运动的习惯，导致生活方式病蔓延。

前面提到，糖尿病运动疗法建议进行3~4METs的中等强度运动。同样强度的生活活动包括整理家具、拖地、给地板打蜡、骑自行车、看孩子、照顾宠物和扫雪。

仅仅做家务就能增加身体活动量，有助于降低HbA1c。请在家中寻找自己可以进行的运动，积极活动身体。提高日常生活的活动性，同时配合进行本书所介绍的1分钟运动操。

第**2**章

研究发现，**运动**是通过激活
体内血糖清除物质来
降低血糖值的特效药！
对1型糖尿病也有效

京都府立医科大学客座讲师
梶山内科诊所所长
梶山静夫

糖尿病专科医生证实，通过运动来降低HbA1c，糖尿病并发症和死亡的风险也会大大降低

糖尿病会引起口渴、乏力、皮肤瘙痒等症状。然而，必须警惕的是糖尿病的各种并发症，包括三大并发症（糖尿病视网膜病变、糖尿病肾病和糖尿病神经病变）（详见第114~115页），以及因动脉粥样硬化发展而导致的心脏病和脑卒中。

为了预防糖尿病引起的并发症、心脏病和脑卒中，必须控制血糖将HbA1c保持在较低水平。

运动的重要性被越来越多地证实。近年来，一些关于运动疗法的国内和国际研究表明，运动能有效地降低HbA1c，减少糖尿病并发症发生率和死亡的风险。

研究报告显示，HbA1c的降低与运动频率的增加相关，而运动是控制2型糖尿病患者血糖的一个特别重要的因素（详见第17页图片）。

那么，增加体育锻炼和降低HbA1c能在多大程度上降低糖尿病并发症和死亡风险呢？

运动越多，HbA1c 就越低

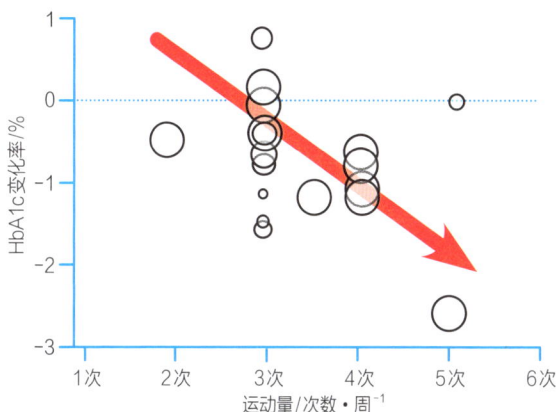

源自：Umpierre D et al.: Diabetologia 56: 242-251, 2013.

运动量越大，HbA1c 就越低。运动量对2型糖尿病患者的血糖控制尤为重要，可降低并发症发生率和死亡风险。

　　日本有研究表明，高强度活动人群（每天运动30分钟以上）与低强度活动人群（每天活动少于30分钟）相比，患心脏病的风险和全因死亡风险分别降低了约30%和40%。

　　日本的其他研究表明，闲暇时间运动量较多的人群与运动量较少的人群相比，脑卒中风险和全因死亡风险都降低了一半左右。可以说，运动是降低并发症和死亡风险的"灵丹妙药"。

通过运动来降低HbA1c，对提高免疫力有帮助

糖尿病发病后，<mark>免疫力（人体自我保护、抵御病原体的能力）就会下降，</mark>更容易被感染。这是因为高血糖会降低中性粒细胞的功能，而<mark>中性粒细胞是一种白细胞，能够保护人体免受细菌和病毒的侵袭。</mark>

感染有很多种，包括常见的上呼吸道感染和流感，以及泌尿系统的膀胱炎和肾盂肾炎、皮肤病中的足癣病和念珠菌病，以及口腔疾病中的牙周病。

尤其是糖尿病患者更容易患上呼吸道感染，严重的还会引发支气管炎和肺炎。

糖尿病患者必须通过控制血糖，使HbA1c接近正常范围。<mark>一旦血糖值稳定在较低水平，免疫力就会恢复。</mark>运动疗法可以帮助控制血糖。

通过运动来降低HbA1c，对提高免疫力有帮助

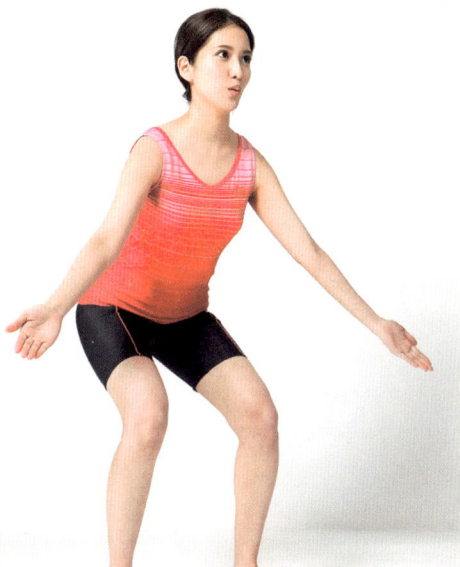

持续的高血糖状态会降低中性粒细胞的功能。通过运动来降低
HbA1c，对提高免疫力有帮助。

运动不仅能提高胰岛素的作用，还能激活血糖清除物质"GLUT4"，从而刺激糖分代谢

当糖尿病患者通过运动积极活动肌肉时，血糖值会因两种物质而降低。首先是"肌细胞因子"对胰岛素抵抗的影响。

白细胞介素6（IL-6）是肌细胞因子之一，是肌肉收缩时产生和分泌的一种生物活性物质，具有减轻炎症、修复肌肉和促进脂肪燃烧等多种作用。其中，IL-6能够提高胰岛素感受器的敏感性，促进肌肉细胞吸收血糖（葡萄糖）。

因此，糖尿病患者在运动时，胰岛素抵抗会得到改善，血糖值也会更加稳定。

其次是通过激活"AMPK"（AMP活化的蛋白激酶），来促进葡萄糖转运（将糖分带入细胞）。

除了胰岛素以外，AMPK也是将血液中的葡萄糖带入肌肉细胞所必需的物质，AMPK的一个重要功能是增强GLUT4的功能，它能将输送到肌肉表面的葡萄糖转运至细胞。

当AMPK被运动激活时，细胞中的一氧化氮（NO）会升高，从而增强GLUT4的活性并促进葡萄糖转运。

GLUT4将血糖带入肌肉细胞

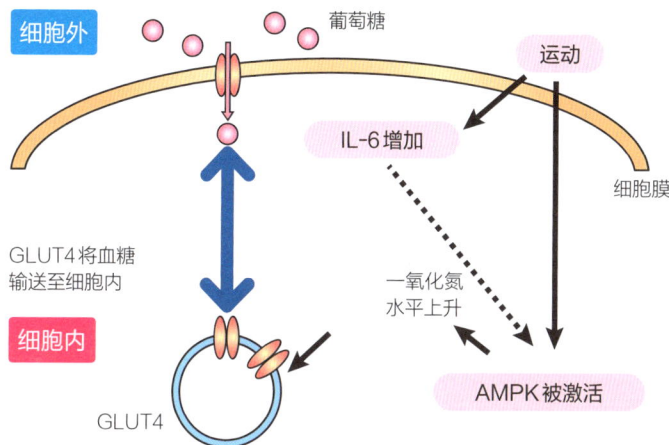

葡萄糖

细胞外

运动

IL-6增加

细胞膜

GLUT4将血糖
输送至细胞内

细胞内

一氧化氮
水平上升

GLUT4

AMPK被激活

运动会激活AMPK，从而提高一氧化氮水平。这就增强了GLUT4的活
性，从而促进肌肉对血糖的吸收。

　　而且，上文中提到的IL-6也参与了激活AMPK和促进转
运的过程。

　　正如这样，运动促进葡萄糖的转运是因为肌肉运动需要能
量（三磷酸腺苷，ATP）。通过运动被激活的GLUT4转运的葡
萄糖，会迅速转化为ATP，并作为能量被大量消耗。

　　GLUT4可谓是血糖"清道夫"，能有效减少血液中积聚的
葡萄糖。

运动疗法对1型糖尿病患者非常有效，一些患者已经摆脱了自行注射胰岛素的痛苦

日本90%以上的糖尿病患者是2型糖尿病患者，这是由不良的生活习惯所造成的，而有些1型糖尿病患者是由于无法正常分泌胰岛素。

1型糖尿病被认为主要是由于胰腺中分泌胰岛素的β细胞受到自身免疫系统的破坏所致；β细胞受损后，就会失去分泌胰岛素的功能，因此在治疗过程中必须注射胰岛素。

对于正在注射胰岛素的1型糖尿病患者来说，无计划、不科学运动可能会导致低血糖；或者反之，若肝脏中的葡萄糖代谢增加，可能导致高血糖。因此，到目前为止，运动疗法并不被积极推荐。

然而，多项研究表明，运动疗法对1型糖尿病患者也有效。

首先，在芬兰进行的一项队列研究（一种流行病学分析方法），对2180名1型糖尿病患者进行了为期一年的跟踪调查，并将他们分为两组：利用业余时间进行中等强度运动的人群和业余时间不进行锻炼的人群。结果显示，利用业余时间锻炼的人群，心脏病发病率明显较低。

1型糖尿病和2型糖尿病的对比

	1型糖尿病	2型糖尿病
发病年龄	比较多见于年轻人，但任何年龄都有发病的可能	中老年以后发病较多
症状	突然出现症状	症状不明显，病情会在不知不觉中发展
体形	大多数瘦小	大多数肥胖。其中也有身材瘦小者
原因	主要是胰腺中的β细胞受到自身免疫系统破坏	不良的生活习惯和遗传所致
治疗	必须使用胰岛素治疗	饮食疗法和运动疗法是主要治疗手段，也可以结合使用药物

1型糖尿病主要是由于胰腺中分泌胰岛素的β细胞受到自身免疫系统破坏所致，因此必须使用胰岛素治疗。在此之前，运动疗法很少被推广。

欧洲的其他队列研究也表明，利用业余时间进行中等强度或更高强度锻炼的1型糖尿病患者比不锻炼的患者的总死亡率要低30%。

因此，如果1型糖尿病患者保持进行中等强度或更高强度的运动的习惯，会有望降低患心脏病和死亡的风险。

接下来，介绍一项在日本进行的研究。该研究调查了与1型糖尿病患者伸膝肌力相关的因素。

结果发现，日常生活中运动量超过3METs且伸膝肌力较强的人群，其皮下堆积的AGEs（糖基化终末产物）较少。AGEs与长期的血糖值变化相关，如果平时身体活动量大，肌

运动疗法对1型糖尿病也有效

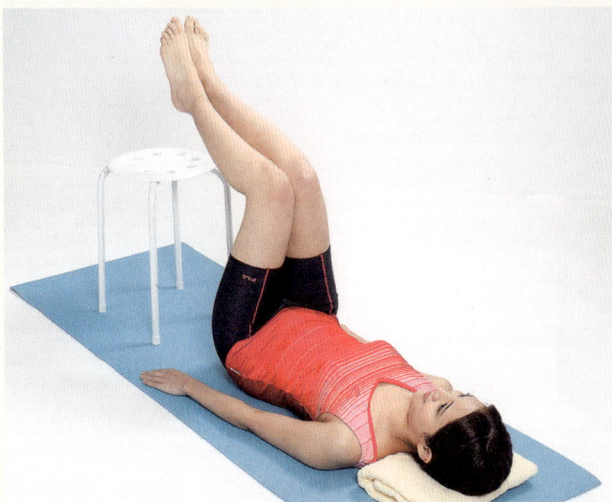

对1型糖尿病患者进行运动疗法，可降低因心脏病而死亡的风险，并改善病程。但是，必须同时在糖尿病专科医生的指导下进行，不要自行调整胰岛素的注射剂量。

肉力量强，就不易堆积。

曾有案例表明，从2型糖尿病转变为1型糖尿病的患者在接受运动疗法治疗后，不需要注射胰岛素，只需要服用药物就可控制血糖水平。

不过，1型糖尿病患者在进行运动疗法时，需要在糖尿病专科医生的指导下进行，不要自行调整胰岛素的注射剂量。

第**3**章

餐后运动可以防止餐后血糖值飙升，
是糖尿病最重要的对策，
其中"5秒原地腰部下沉"
对促进摄入糖分的代谢效果显著

京都府立医科大学客座讲师
梶山内科诊所所长
梶山静夫

要降低 HbA1c，最重要的是通过餐后运动来控制餐后血糖值的飙升

糖尿病治疗的目标是控制血糖值，使其稳定在正常范围内。这将最大限度地减少并发症的发生。

一般来说，非糖尿病患者的血糖值在餐后会缓慢上升，并随着时间的推移恢复到正常水平。然而，对于糖尿病患者来说，餐后飙升的血糖值可能会略有下降，但仍会一直偏高。因此，需要服用降糖药，有时还需要注射胰岛素。

在服用降糖药或注射胰岛素之后，血糖值通常会在病理性升高后恢复到正常水平。然而，部分患者的餐后血糖值会大幅波动，有时急剧上升，有时急剧下降。这种血糖值的剧烈波动被称为"血糖峰值"或"过山车式血糖"。

血糖值的剧烈波动会损伤全身血管，使胰腺疲惫不堪，进一步降低胰腺分泌胰岛素的能力，从而导致糖尿病恶化。

第27页图中的红线显示的是早期糖尿病患者的血糖值。该患者正在服用降糖药，两餐之间的血糖值较低，但可以看出每次进餐都会导致血糖值飙升。

糖尿病患者的血糖值容易大幅波动

※ 血糖值波动示例

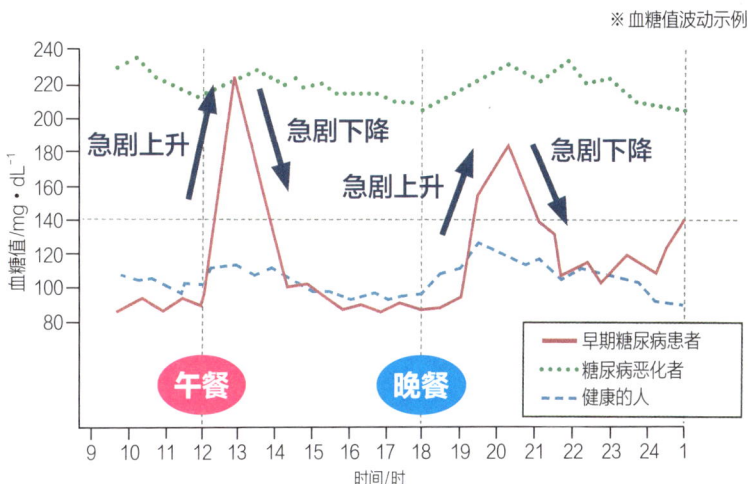

急剧上升　急剧下降　急剧上升　急剧下降

午餐　晚餐

血糖值/mg·dL⁻¹

早期糖尿病患者
糖尿病恶化者
健康的人

时间/时

注：血糖值换算 1mmol/L=18mg/dL。

糖尿病患者的餐后血糖值容易大幅波动。这种血糖值的剧烈波动被称为"血糖峰值"或"过山车式血糖"。如果血糖值波动过大，就难以控制血糖。

　　糖尿病患者在每餐食用米饭、面包、面条或水果后，血糖往往都会达到峰值。

　　如果血糖值如此剧烈波动，那么衡量血糖控制情况的HbA1c就难以下降。

　　控制血糖飙升的最佳方法之一是在餐后进行适量运动，活动肌肉。

餐后运动可激活GLUT4，它能在不使用胰岛素的情况下促进血糖的代谢，抑制血糖飙升

糖尿病患者在餐后进行适量运动，对防止餐后血糖飙升（血糖峰值）十分重要。这是因为肌肉运动时，葡萄糖代谢被激活，血液中的葡萄糖被消耗为能量。

正如第20~21页中所述，运动会激活将葡萄糖带入肌肉细胞的GLUT4。

正常情况下，GLUT4在肌肉中处于睡眠状态，但当受到运动刺激时，它会出现在肌肉细胞表面，并在没有胰岛素参与的情况下将葡萄糖带入细胞。

糖尿病患者肌肉中的葡萄糖摄取率原本就很低。

请看第29页图。该研究对健康人和2型糖尿病患者血液中葡萄糖的摄取率进行了对比。

进餐时，腹部器官、脂肪组织、肌肉和大脑会摄取糖分。其中，大部分葡萄糖被肌肉吸收。肌肉是人体的运动器官，由于能量消耗大，因此需要摄取大量的葡萄糖。在对比健康人和2型糖尿病患者这些组织的葡萄糖摄取率时，腹部器官、脂肪组织和大脑的葡萄糖摄取率差别不大。然而，在肌肉方面，

肌肉摄取大量糖分

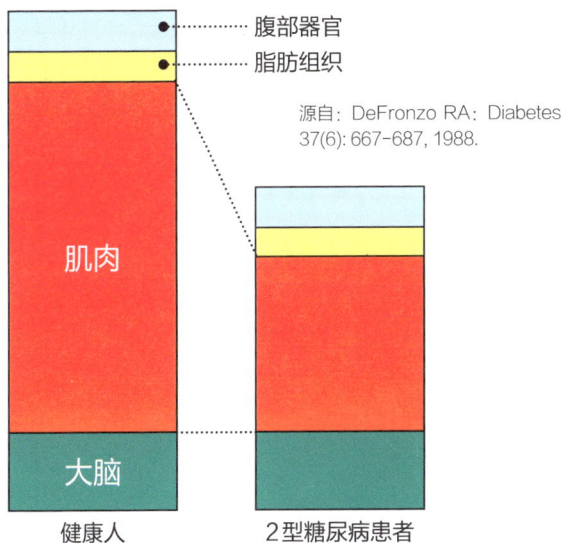

腹部器官
脂肪组织

源自：DeFronzo RA：Diabetes 37(6): 667-687, 1988.

肌肉

大脑

健康人

2型糖尿病患者

与健康的人相比，2型糖尿病患者肌肉中的葡萄糖摄取率只有健康人的一半左右。因此，需要激活GLUT4。

2型糖尿病患者的葡萄糖摄取率只有健康人的一半左右。

这说明，与健康人相比，2型糖尿病患者的肌肉较弱，肌肉中GLUT4的功能较差。

因此，对于糖尿病患者来说，餐后通过运动来提高葡萄糖的摄取率至关重要。

最新的研究报告显示，即使是能量消耗低的人群，只需每天稍做运动，也可以更好地激活GLUT4。

餐后运动会消耗大量血糖，"深蹲"能有效锻炼大腿肌肉，效果显著

股四头肌

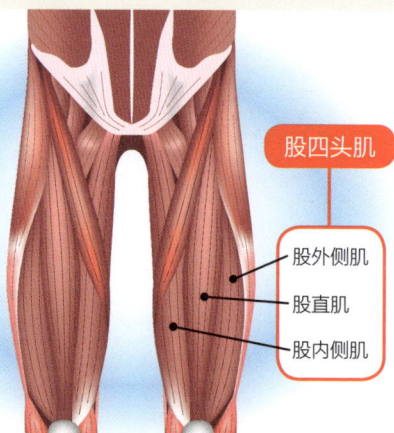

※ 正面图

股四头肌
- 股外侧肌
- 股直肌
- 股内侧肌

70%的肌肉集中在下半身。其中，大腿的股四头肌会消耗大量葡萄糖，因此深蹲是控制血糖的最佳运动之一。

　　餐后运动推荐在家进行"深蹲"。深蹲可以集中锻炼下半身的肌肉。

　　下半身的肌肉约占全身肌肉的70%。大腿上的股四头肌、小腿上的小腿三头肌（腓肠肌、比目鱼肌等）和臀部的臀大肌是人体较大的肌肉，能从血液中摄取大量葡萄糖。

　　深蹲可以同时锻炼这些下半身的肌肉，是非常高效的运动方法。

吸入氧气后深蹲的效果更佳，最佳做法是餐后1分钟的"5秒原地腰部下沉"

多年来，我一直在寻找一种有效的运动疗法来治疗糖尿病。其中，我发现一种非常有效的运动方法是"丹田呼吸法"。

丹田呼吸法具体来说，就是从位于肚脐下方4~5cm的丹田处（参照第32页图片）吸气，想象气在全身循环，同时用鼻子吸气，用嘴呼气。按照所谓的腹式呼吸要领进行。

呼吸是中国传统养生功法中十分重要的环节，通过吸纳外部空气（天地万物之源）和调节人体内部气息（人体内部之源）来练习。在运动时配合丹田呼吸，可以将氧气输送到身体的各个部位，强化内脏器官。这样一来，就能提高人体的新陈代谢，使人体更有效地消耗血糖。这与有氧运动（以有氧代谢为主的运动）的效果相同。

丹田的位置

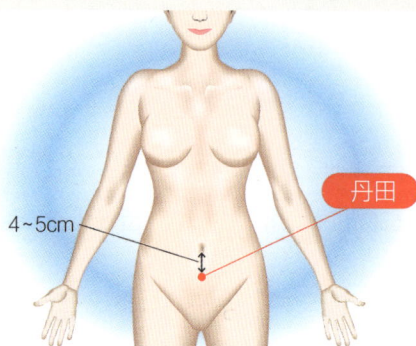

4~5cm

丹田

丹田位于肚脐下方4~5cm处

我向糖尿病患者推荐的第一个结合丹田呼吸的锻炼方法是"5秒原地腰部下沉"（即做缓慢深蹲）（详见第34~37页）。

将丹田呼吸法融入常规的深蹲动作中，可以有效增强大腿股四头肌的力量。此外它还可以促进全身的血液循环，适度刺激整个大腿肌肉，有效改善血糖值。丹田呼吸法还有一个优点就是，即使在雨天或寒冷的冬季，也可以在室内轻松进行这种运动。

做这个动作的关键是要把意识聚集到丹田，呼气并原地腰部下沉5秒，吸气并伸膝5秒。最重要的是要将丹田呼吸和深蹲结合起来。

进行锻炼的最佳频率是每天两次，分别在早餐和晚餐后30分钟进行；只需1分钟就可防止血糖飙升（详见第26~27页），并有助于抑制动脉粥样硬化的发展。

5秒原地腰部下沉，加上居家进行"腰部下沉走路"，效果立竿见影，餐后血糖值显著下降

第二种结合丹田呼吸法的运动方法是"腰部下沉走路"（详见第38~39页），其对改善糖尿病非常有效。进行腰部下沉走路训练时，要有意识地运用丹田进行呼吸，吸气时缓慢迈出一步，呼气时腰部下沉，重复进行。

通常认为，快走对改善糖尿病非常有效，但对于有并发症的重症患者来说，甚至可能无法正常行走。糖尿病患者往往伴有心绞痛或心肌梗死等疾病，如果强行进行剧烈运动则十分危险。腰部下沉走路是一种温和的运动方式，即使血糖值下降，心率（1分钟内心脏跳动的次数）与运动前也几乎没有变化。

腰部下沉走路在餐后进行效果最佳。请在餐后1小时内，在家中进行20~30分钟（20~30组）的腰部下沉走路。如果在5秒原地腰部下沉后进行，可以进一步控制餐后血糖值的上升。

基本姿势 ➊

双脚分开站立，间距与肩同宽，放松身体。双手掌心向上，放在肚脐下方，意识集中于丹田。

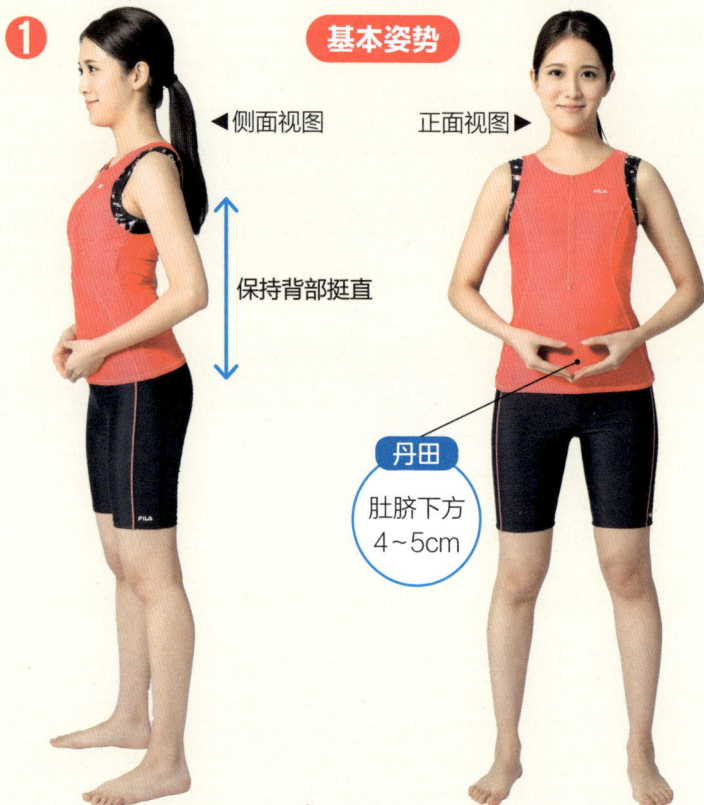

➊ **基本姿势**

◀侧面视图

正面视图▶

保持背部挺直

丹田

肚脐下方
4~5cm

餐后运动可以防止餐后血糖值飙升，是最重要的抗糖尿病措施，
其中"5秒原地腰部下沉"对促进摄入糖分的燃烧效果显著

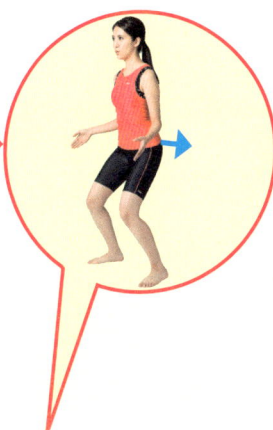

❷ **开始运动**

姿势❷的斜前
方视图▶

❸

保持背部挺直，用嘴
呼气，双手向两侧打
开，腰部慢慢下沉，
持续5秒（❷❸）。

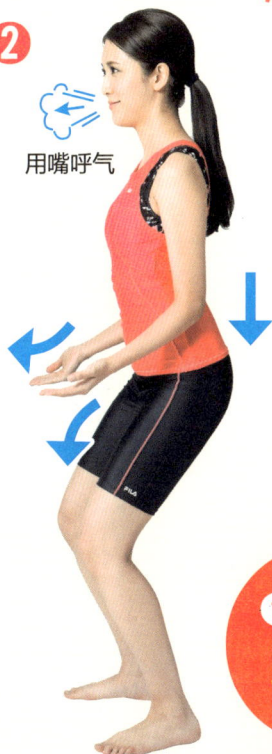

❷

用嘴呼气

❸

一口气
吐尽

保持背部挺直

腰部慢慢
下沉

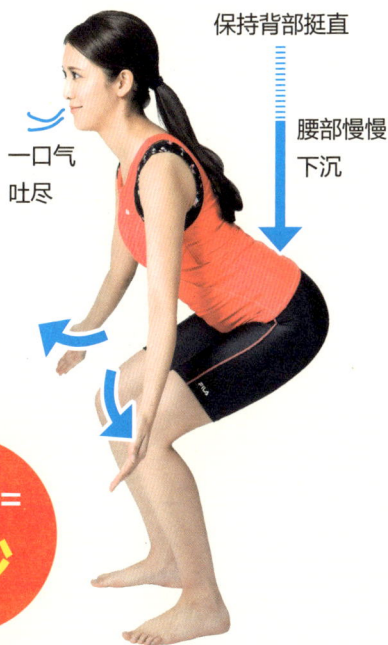

❶～❸=
5秒

"5秒原地腰部下沉"
的具体做法

增加血糖消除物质 "GLUT4"！

重复6次为 1 组

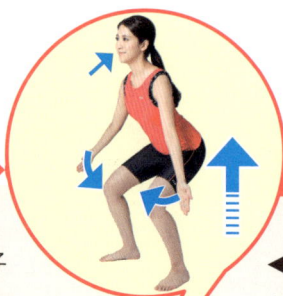

④

⑤

一口气吐尽后，用鼻子吸气，同时双手逐渐向内合拢，腰部慢慢抬起，持续5秒（④⑤）。

◀ 姿势④的斜前方视图

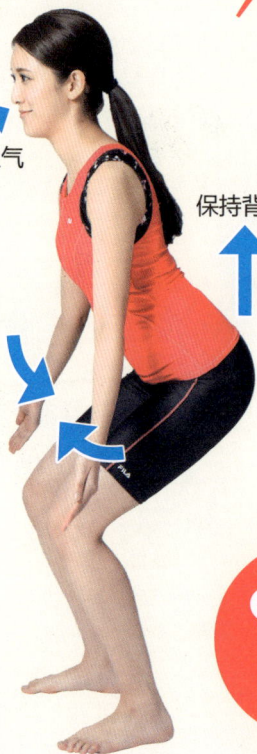

④

用鼻子吸气

保持背部挺直

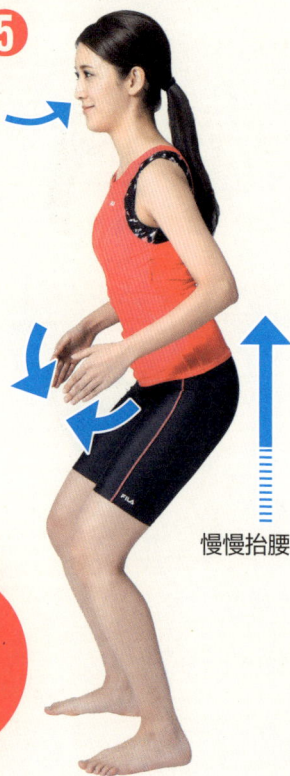

⑤

慢慢抬腰

④～⑥＝
5秒

体力较弱的人也可以采取以下方法！

如果在进行5秒原地腰部下沉时感到头重脚轻，或者无法坚持1分钟，推荐以下方法！

●**使用椅子**

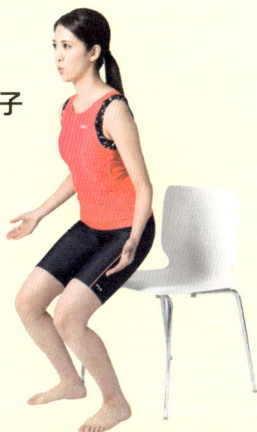

从椅子上站起来，然后坐下，重复该动作

●**用桌子支撑身体**
双手可以扶住桌子

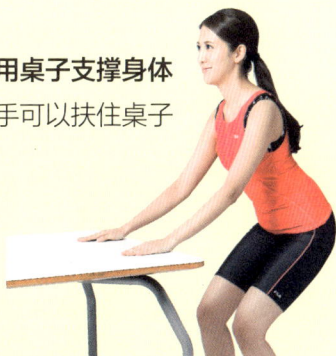

双手放在桌子上

❻

回到❶的姿势
重复❶~❻6次为1组

❻

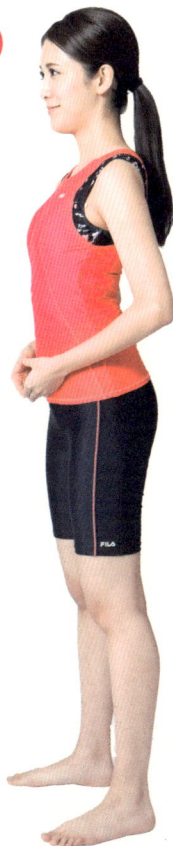

1组＝❶~❻×6次＝1分钟

※体力好的人可以进行3~4组

"腰部下沉走路"的具体做法

1组 1分钟

① 双脚分开站立，间距与肩同宽。
② 双手放在丹田前方，双手呈握小气球的姿势。
③ 用鼻子慢慢吸气，想象自己拿着小气球，双手举至胸前。
④ 用嘴缓慢地呼气，将双手慢慢放回丹田。

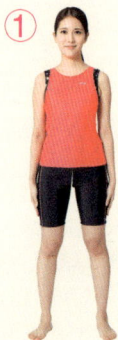

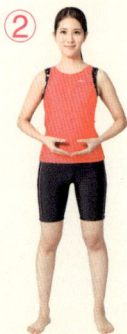

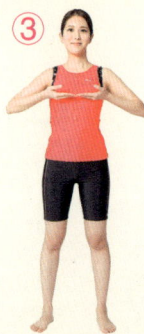

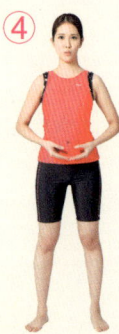

准备动作

※ ①~④共持续30秒，重复10次

① ② ③ ④

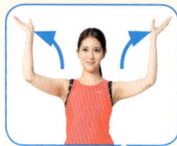

① 双脚分开站立，间距与肩同宽，双手放在髋关节两侧。用鼻子慢慢吸气，手掌轻抚侧腹，举起双手。
② 用嘴缓慢地呼气，双手放至胸前。
③ 保持姿势，将双手下降至丹田。

整理动作

※ ①~③共持续30秒，重复10次

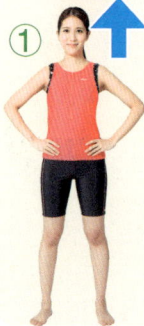

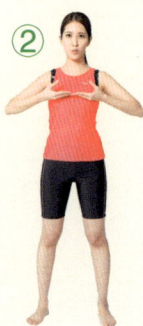

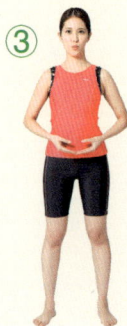

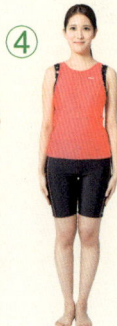

① ② ③ ④

④ 最后，鼻子吸气的同时将双脚并拢，嘴巴呼气的同时将双手垂放在身体两侧。

1组=**1**~**4** 10秒×6次=1分钟
※ 进行10~15组，休息2分钟，再进行10~15组

开始运动　　**1**　　**2**

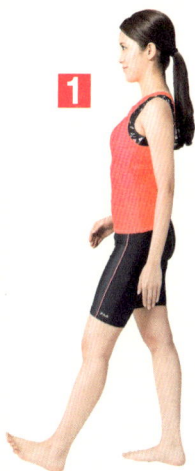

1 用鼻子慢慢吸气，双臂向身体左侧摆动。同时，左脚尽可能缓慢地向前迈出，擦地行走，脚跟着地。

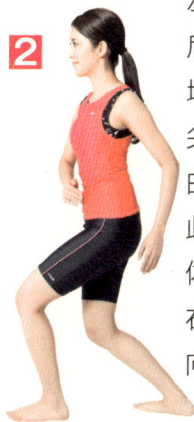

2 左脚脚跟着地后，用嘴缓慢地呼气，左脚脚尖着地，右膝弯曲，腰部下沉。此时，左手向身体左后方摆动，右手向丹田方向摆动。

4　　**3**

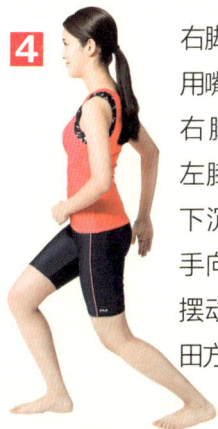

4 右脚脚跟着地后，用嘴缓慢地呼气，右脚脚尖着地，左膝弯曲，腰部下沉。此时，右手向身体右后方摆动，左手向丹田方向摆动。

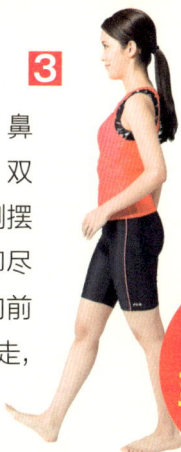

3 吐尽气息后，鼻子慢慢吸气，双臂向身体右侧摆动。同时右脚尽可能缓慢地向前迈出，擦地行走，脚跟着地。

重复
1~4，
**至少进行
10组**

进行**5秒原地腰部下沉**后，HbA1c从**10.7%降至7%以下**，成功避免住院治疗

　　浮田幸一（化名，当时54岁）是一名公司职员，由于饮食不均衡和缺乏运动，自40多岁起突然发胖，并患上高血压。大约3年前，浮田先生的血糖值异常升高，在附近一家医院被诊断为糖尿病。

　　浮田先生的空腹血糖值为9.0mmol/L（标准值为3.9～6.0mmol/L，大于等于7.0mmol/L为糖尿病），HbA1c为10.7%（大于等于6.5%为糖尿病），医生建议他住院治疗（住院教育）。此外，浮田先生的体重为85kg（身高为169cm）。

　　浮田先生希望避免住院治疗，于是来到我的诊所寻求其他治疗方法。我认为，虽然浮田先生的血糖值确实偏高，但尚未达到需要药物治疗的程度，因此我决定让他先在家中进行饮食疗法和运动疗法。

　　在饮食疗法方面，我指导浮田先生采用"顺序饮食疗法"（详见第88～93页）。

　　此外，在运动疗法方面，我向他推荐了5秒原地腰部下沉。这个动作可以给大腿肌肉施加适度的压力，让血糖有效地被

呼气时腰部下沉5秒

5秒原地腰部
下沉

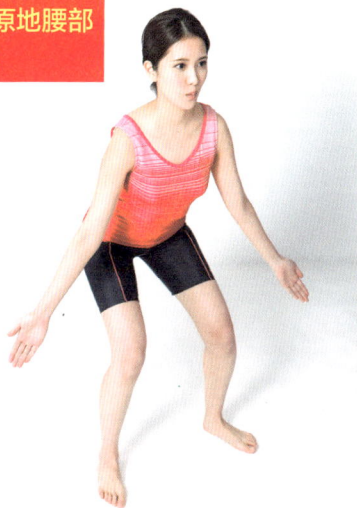

腰部下沉时的关键是用嘴缓慢吐气5秒。

肌肉吸收和消耗。虽然浮田先生体形肥胖，但他认为这个运动简单易行，于是每天坚持在早餐后和晚餐后各进行18次（3组），从未间断。

3个月后，浮田先生餐后两小时的血糖值降至6.0mmol/L（标准值为小于7.8mmol/L），在正常范围内，HbA1c降至6.9%。体重也减轻了12kg。

通过这种方式，浮田先生成功避免了住院治疗，并在那之后也一直坚持做5秒原地腰部下沉，直到今天也几乎不用吃药就能继续保持正常的血糖值。

空腹血糖值一度超过16.7mmol/L，在进行5秒原地腰部下沉后血糖值降至5.1mmol/L，不需要服药

山本顺子（化名，当时48岁）大约在7年前的一次市体检中发现空腹血糖值接近16.7mmol/L，之后被诊断为糖尿病。

导致她患上糖尿病的原因除了过量吃甜食之外，似乎与她已故的母亲也是糖尿病患者有关。她在就诊的第一家医院，接受了简单的饮食疗法和药物治疗，但她的血糖值并没有如期下降。

大约3年前，山本女士来到我的诊所。在了解她的病史后，我向她推荐了5秒原地腰部下沉运动。

山本女士每天在早餐后和晚餐后各进行24次（4组）5秒原地腰部下沉运动。3个月后，她的空腹血糖值降至约5.6mmol/L，6个月后降至5.1mmol/L，HbA1c为5.2%，处于正常范围。

至此，我停止了对山本女士的药物治疗。如今，山本女士通过改善饮食，以及进行5秒原地腰部下沉运动，继续保持正常的血糖值。

5秒原地腰部下沉，加上腰部下沉走路，HbA1c基本恢复正常，体重也减轻7kg

每走一步，腰部下沉

腰部下沉走路

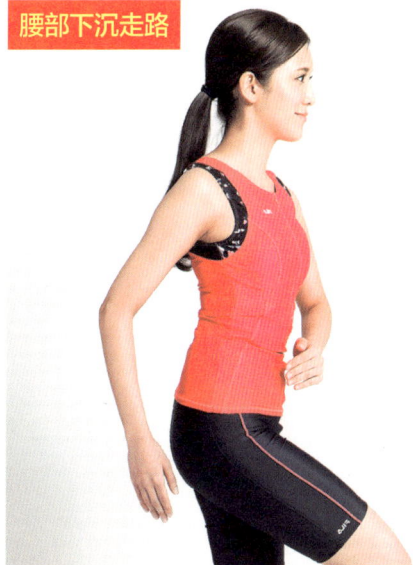

吸气时缓慢迈出一步，呼气时腰部下沉，重复进行。

横井健作（化名，当时59岁）是一家公司的经理，工作紧张而忙碌，压力巨大，每天都要应酬喝酒，饮食也不规律。3年前，他在一次公司体检中被诊断出患有高血糖和内脏脂肪型肥胖，于是来到我的医院就诊。

　　第一次检查时，横井先生的空腹血糖值约为11.1mmol/L，HbA1c为8.1%，体重为75kg，腹围为90cm（身高170cm）。

　　我指导横井先生服用降糖药物，并推荐"顺序饮食疗法"（详见第88~93页），同时建议他进行散步等有氧运动。但是，由于工作繁忙，横井先生很难抽出时间散步，而且因为体重过重，走几步就气喘吁吁，所以仅坚持了两三天便放弃了。

　　于是，我向他推荐了"5秒原地腰部下沉"和"腰部下沉走路"。这两种运动只需在家中比较宽敞的空间就可进行。腰部下沉走路与5秒原地腰部下沉类似，采用腹式呼吸，每走一步，都要腰部下沉，走得越慢越好，动作接近双脚擦地。

　　横井先生首先在早餐后和晚餐后各进行了18次（3组）5秒原地腰部下沉运动。此外，他还在公司午休时间偶尔进行这些运动，血糖值逐渐下降。

　　横井先生意识到运动的效果和乐趣之后，开始每周进行约3次腰部下沉走路。在进行5秒原地腰部下沉之后，他还进行10~15分钟的步行。结果，半年后，他的空腹血糖值降至5.6mmol/L，HbA1c降至6.2%，体重也减至68kg。

第**4**章

**居家或户外行走不能有效降低血糖，
而"肌肉训练快走"可以
增加腿部肌肉，提高血糖代谢能力，
效果提升显著**

信州大学研究生院医学系研究科
特聘教授
能势博

外出时，配合"快走"，比药物控制血糖更有效

　　一般来说，散步等有氧运动被推荐为改善糖尿病的运动方式。然而，实际上，==漫无目的又低强度的散步并不能有效降低血糖值。==

　　作为一名长期从事运动医学研究的人，我曾对散步的效果产生过怀疑。人们常说，散步有益于健康，有助于稳定血糖和血压，但我的研究表明，单纯的长时间散步并不能达到降低血糖和血压的预期效果。

　　于是，我查阅了国际标准《运动处方指南》（美国运动医学会）中的详细内容，书中建议，为降低血糖和血压，运动强度至少要达到最大摄氧量的60%。换句话说，==散步通常只能消耗最大摄氧量的40%，强度不足以降低血糖和血压。==

　　我研究出了一种新的散步方法，能发挥个人最大摄氧量的60%以上，并在9000多名中老年人身上测试了这种步行方法的有效性。结果表明，高血糖、高血压、血脂异常和肥胖等生活方式病的风险降低了，特别是高血糖患者在坚持这种步行法5个月后，超过30%的人得到了改善。==要达到60%或==

居家或户外行走不能有效降低血糖，而"肌肉训练快走"
可以增加腿部肌肉，提高血糖代谢能力，效果提升显著

配合快走来散步

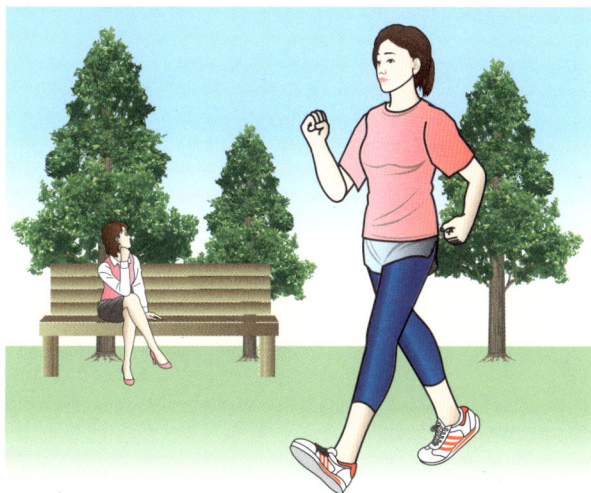

单纯的散步并不能达到足够的降血糖效果。建议每天至少在
人少的公园或步道上快走15分钟。

更高的最大摄氧量，并不意味着要进行剧烈步行，只需以略微喘息的速度进行"快走"即可。并且，即使中间休息，分段进行快走，也能获得相同效果。

例如，外出时可以选择人少的公园或步道，每天至少快走15分钟，可以分段进行。这样的运动可以获得降血糖、降血压的效果。

快走能有效消耗血糖的关键在于挺直腰背、大步行走、大幅摆臂

我之所以推荐用"快走"来改善糖尿病，是因为快走可以充分利用下半身的肌肉。下半身的肌肉约占全身肌肉的70%，当下半身的肌肉充分活动时，消耗的氧气就会达到个人最大消耗值，心肺也会充分活动，为肌肉供氧。要想改善糖尿病，就必须长期进行快走，其强度即使达不到最大摄氧量，也至少要达到最大摄氧量的60%。

安全快走有三大要领。

首先，挺直腰背。虽然看似简单，但很多人都做不到。举个例子，可以想象一下，双手抓住脑后毛巾的两端并用力拉。然后挺起胸部，挺直背部，大概就是这种感觉。如果这很难做到，也可以选择稍微收一收下巴，目视前方25m处。

其次，大步行走。迈出的步长要比平时多15cm，前脚脚跟着地，这样就会自然而然地迈出大步。当脚跟着地时，为了避免脚跟受到强烈冲击，可以用后脚的拇趾轻轻蹬地，并迅速将重心转移到前脚上。

最后，双臂呈直角弯曲，前后大幅摆动。这样做的原因

挺直腰背、大幅摆臂

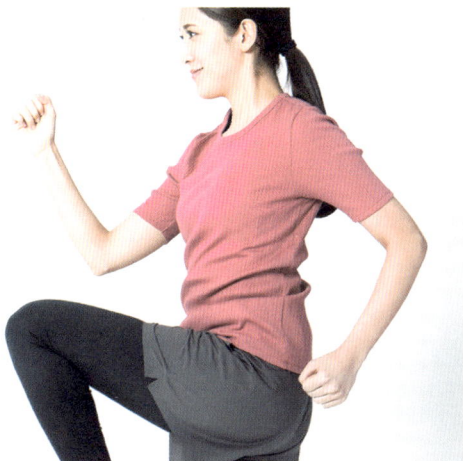

大幅摆臂时，即使大步行走也能保持稳定。此外，挺直腰背
走路也很重要。这样可以使下半身的肌肉更好地发挥作用，
提高血糖代谢能力。

是，如果双臂固定在腰部的状态下进行大步行走，左脚向前
迈时腰部会顺时针旋转，右脚向前迈时腰部会逆时针旋转，
从而给腰部带来负担。如果右脚向前迈时，左臂向前伸，反
过来，如果左脚向前迈时，右臂向前伸，这样可以停止腰部
的旋转，稳定腰部，实现快走。

以上三个要领看似毫不相干，但实际上是为了在大步行
走时稳定腰部，以便长时间保持快走。

不擅长快走也可以轻松做到！不会感到疲倦！"肌肉训练快走"，快走和慢走交替进行

对于平时没有运动习惯的人来说，以个人最大摄氧量60%以上的强度进行运动并不容易。因为在这个强度下，肌肉开始产生"乳酸"。乳酸在肌肉中产生时，会引起肌肉疼痛；当乳酸释放到血液中时，会导致气短和心悸。这些刺激会让人感到"有些吃力"。

对于没有运动习惯的人来说，这种"有些吃力"的感觉非常难受，大多数人都想停下来。然而，在以个人最大摄氧量60%以上的强度进行运动2分钟后，乳酸才开始产生，因此，如果事先下达指令"再坚持1分钟就可以慢走"，大多数人都会继续坚持快走3分钟。然后，经过3分钟的慢走，乳酸会被代谢掉，从而缓解肌肉疼痛和气短等症状。有趣的是，这样一来，人们觉得自己又可以继续快走了。

之后就是重复该动作。在我们的测试中，95%的参与者以快走和慢走各3分钟为一组，一天进行5组以上（超过30分钟）的"肌肉训练快走"（正式名称为"间歇式快走"），每周至少4天，持续5个月。结果显示，参与者的糖尿病等因

重复快走和慢走

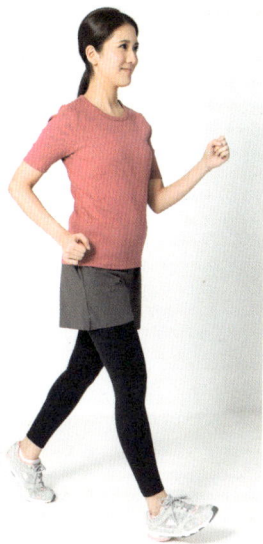

如果连续快走，很快就会气喘吁吁，因此可以交替进行"肌肉训练快走"，"慢走3分钟→快走1分钟（正式为3分钟）"。

生活方式产生的疾病得到了显著改善。

随后的研究表明，肌肉训练快走不一定要按照这个流程进行，只要每周进行总计60分钟的快走，也能获得相似的效果。例如，如果每次快走3分钟太吃力，可以减少到1分钟；如果平日工作繁忙，可以在周末集中进行肌肉训练快走，只要每周总共进行60分钟以上的快走即可。请根据自己的节奏进行。

"肌肉训练快走"的具体做法

1分钟快走 1组4分钟×5次=20分钟

快走的效果

消耗大量血糖的腿部肌肉得到增强，血糖值更容易下降。

整体流程

慢走

小步慢走约3分钟。

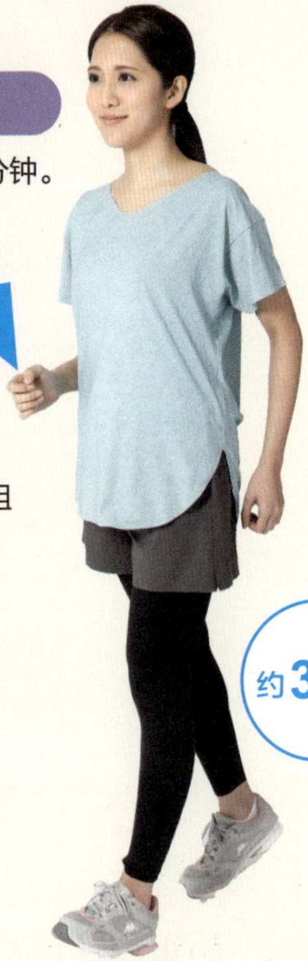

快走

大步快走约1分钟。

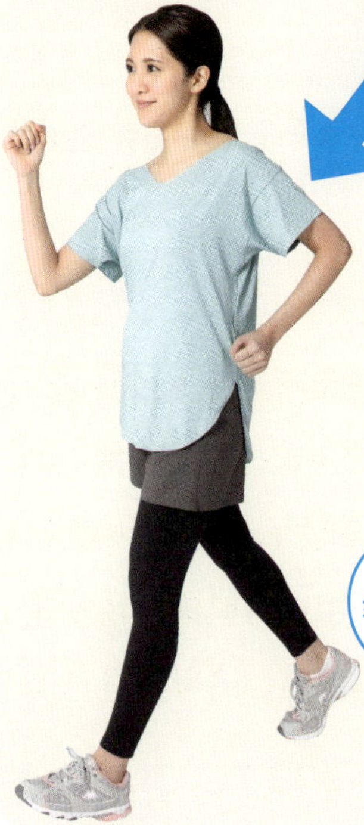

重复5组

约**3**分钟

约**1**分钟

适应后延长至3分钟。肌肉训练效果将进一步提高。

居家或户外行走不能有效降低血糖，而"肌肉训练快走"
可以增加腿部肌肉，提高血糖代谢能力，效果提升显著

开始慢走 约**3**分钟

①**慢走** 保持背部挺直站立，左脚或右脚向前迈出一步。双臂
轻轻摆动，小步慢走。

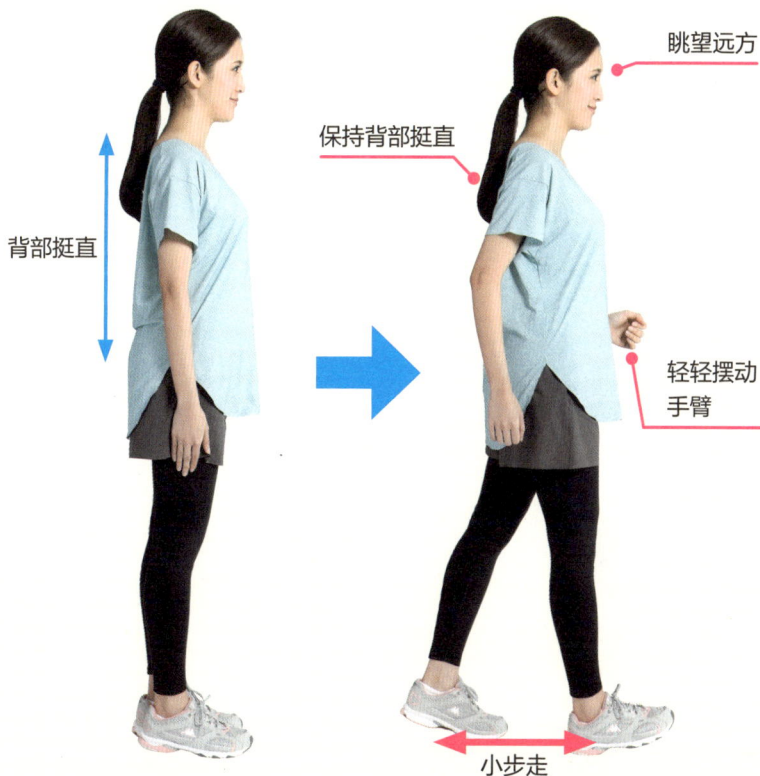

背部挺直

眺望远方

保持背部挺直

轻轻摆动
手臂

小步走

1组=3分钟慢走+1分钟快走=4分钟

53

开始快走

约 **1** 分钟

② **快走** 保持背部挺直，双臂前后大幅摆动，步长尽可能要大，保持轻微出汗的速度。

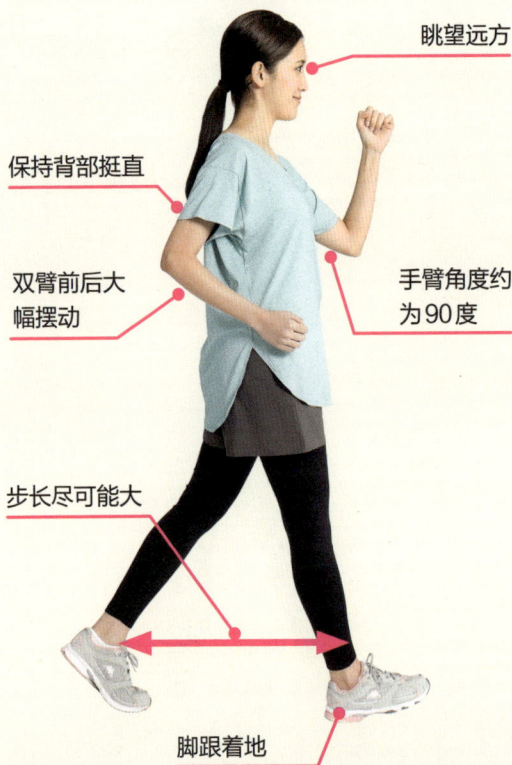

提升效果的方法

眺望远方

保持背部挺直

双臂前后大幅摆动

手臂角度约为90度

步长尽可能大

脚跟着地

将快走的时间从1分钟延长至3分钟

间歇式快走的基本原理是『慢走3分钟＋快走3分钟』，它是肌肉训练快走的雏形。适应快走1分钟后，就可以练习进阶快走3分钟，以提高效果！目标是每周快走总计超过60分钟。

重复慢走和快走5～10次

第**5**章

**不易消耗血糖的糖尿病体质，
可以通过由大学附属医院开发的
"轻松肌肉训练"得以改善，
即使是老年人也可以做到，
第一部分是锻炼腹部的
"核心肌群训练"**

名古屋大学名誉教授
爱知瑞穗大学前校长
日本糖尿病学会名誉会员
佐藤祐造

糖尿病体质的元凶在于腹部核心肌群的衰退，每周进行2～3天"轻松肌肉训练"，可以轻松增强腹部核心肌群

糖尿病患者往往表现为肥胖、腹部臃肿。这是年龄增长和运动不足导致的腹肌衰退、糖代谢降低的表现。

腹肌大致可分为表层肌肉和深层肌肉，前者可以从外部看到，后者则位于身体深处。

腹部的表层肌肉包括保护整个腹部的"腹直肌"，以及从腋下延伸至腰部的"腹外斜肌"。此外，腹外斜肌的深层是"腹内斜肌"，更深层则是支撑和保护内脏的深层肌肉"腹横肌"，这些肌肉被统称为"腹部核心肌群"。腹部及其周围的多组核心肌肉重叠，构成了人体内肌肉最密集的区域之一。

针对这些腹部核心肌群进行肌肉训练，可以增加腹部核心肌肉力量，并显著提高血糖消耗，改善糖尿病体质。

事实上，在医学院和其他机构进行的糖尿病运动疗法中，也会教授锻炼腹部核心肌群的"抗阻运动"。抗阻的意思是抵抗阻力，即抗阻运动是一种对骨骼肌施加负荷的肌肉训练。

不易消耗血糖的糖尿病体质，可以通过由大学附属医院开发的
"轻松肌肉训练"得以改善，即使是老年人也可以做到，
第一部分是锻炼腹部的"核心肌群训练"

改善体质
的肌肉
训练❶

第**5**章

腹部核心肌群

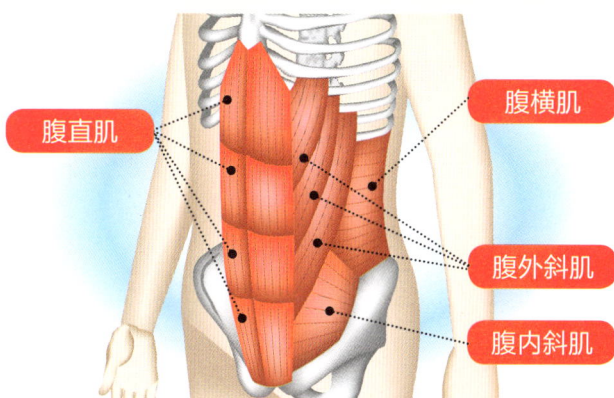

腹直肌

腹横肌

腹外斜肌

腹内斜肌

腹部容纳着各种器官，它像束腰带一样被多层核心肌肉覆盖。腹部核
心肌群的体积较大，通过锻炼腹部核心肌群可以显著提高糖代谢。

　　提到肌肉训练，我们可能会想到腹部自重训练、推举杠
铃和器械训练等。然而，糖尿病患者可能伴有严重的并发症，
因此无法进行如此剧烈的运动。在医疗领域，我们指导患者
进行的是能够有效增强骨骼肌力量且不会造成负担的运动。

　　第5章和第6章中所介绍的"轻松肌肉训练"是基于糖
尿病运动疗法中的抗阻运动，共有8种类型（详见第58页）。
只需选择其中的2~3种，每周进行2~3天，就可以轻松增强腹
部核心肌群和其他肌肉的力量，激活糖代谢。

轻松肌肉训练/8种类型一览

1 仰卧位腹式呼吸（➡详见第62~63页）

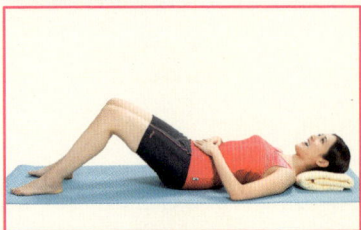

2 仰卧位抬腿（➡详见第64页）

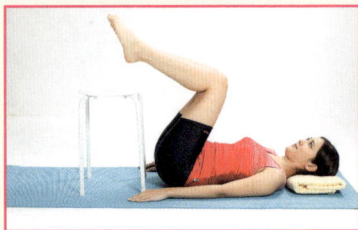

3 背桥（➡详见第72~73页）

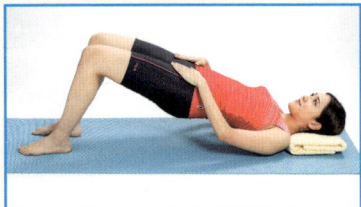

4 肘撑抬腰（➡详见第74~75页）

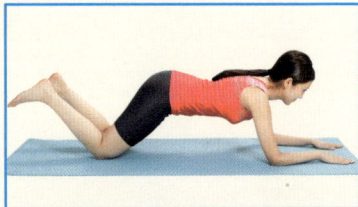

5 跪姿抬臂（➡详见第76页）

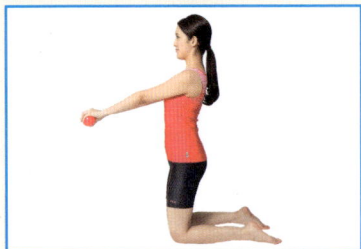

6 5cm步行（➡详见第78~79页）

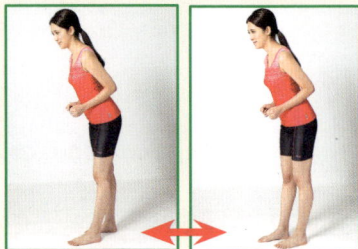

7 直立提踵（➡详见第80~81页）

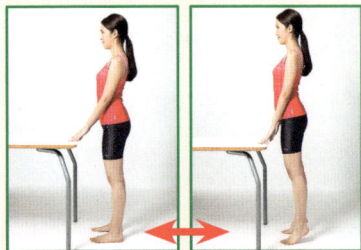

8 屈膝提踵（➡详见第82页）

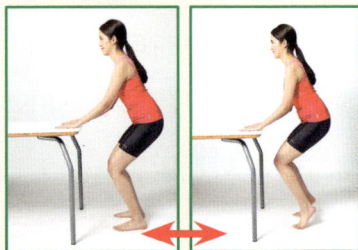

※ ■表示腹部核心肌群训练，■表示加强臀部肌肉的下肢肌肉训练，■表示加强大腿和小腿肌肉的下肢肌肉训练。

改善体质的肌肉训练（一）

第**5**章
改善体质
的肌肉
训练❶

不易消耗血糖的糖尿病体质，可以通过由大学附属医院开发的
"轻松肌肉训练"得以改善，即使是老年人也可以做到，
第一部分是锻炼腹部的"核心肌群训练"

通过进行"腹部核心肌群训练"来增强容易衰退的腹部肌肉，可以迅速降低HbA1c

轻松肌肉训练大致可分为训练腹部肌肉的"腹部核心肌群训练"和训练臀部、大腿、小腿的"下肢肌肉训练"（详见第6章）。

训练腹部核心肌群和下肢肌肉有以下几个目的。

第一个目的是防止因缺乏运动导致的日常生活活动能力（ADL）下降。糖尿病患者多为中老年人，随着年龄的增长，全身肌肉衰退，若伴随肾脏病变等并发症，患者往往会减少日常运动量，这将导致他们的下肢肌肉极度虚弱，甚至出现行走困难和卧床不起的情况。

因此，糖尿病患者需要积极训练腹部核心肌群和下肢肌肉，以防止因ADL下降而卧床不起。

第二个目的是提高糖代谢。一般来说，进行散步等有氧运动，需要吸入氧气，可以增加能量消耗，从而改善高血糖值。然而，肌肉量不足的人群即使努力进行有氧运动，血糖值也往往难以如期降低，因此进行对骨骼肌施加负荷的抗阻运动，以增加腹部核心肌群力量和下肢肌肉力量，就变得尤为重要。

首先，锻炼核心肌群

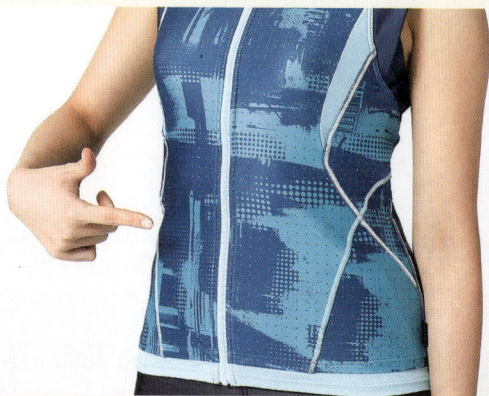

糖尿病患者通常腹部核心肌群力量较弱，糖代谢较低。因此，首先要通过轻松肌肉训练来训练腹直肌和腹横肌，以提高糖代谢。

由于消耗血液中葡萄糖的细胞大多在肌肉中，因此肌肉在人体中所占比例越大，降低血糖的糖代谢作用就越强。

在糖尿病的运动疗法中，首先指导进行的是"开链运动"（OKC），这种运动指的是肢体近端固定而远端关节活动。这是一种轻负荷运动，需要通过自我调节负荷和身体重量来进行，有助于锻炼腹部核心肌群的支撑力。

在轻松肌肉训练中，首先进行的腹部核心肌群训练是基于OKC的1分钟练习。仅需提高腹部核心肌群的支撑力就能提高糖代谢，并逐渐降低HbA1c。

改善体质的肌肉训练（一）

不易消耗血糖的糖尿病体质，可以通过由大学附属医院开发的
"轻松肌肉训练"得以改善，即使是老年人也可以做到，
第一部分是锻炼腹部的"核心肌群训练"

第**5**章

改善体质
的肌肉
训练❶

腹部核心肌群训练包括仰卧位腹式呼吸和仰卧位抬腿两种，进行其中一种即可

接下来，介绍腹部核心肌群训练的方法。

腹部核心肌群训练有两种：仰卧位腹式呼吸（详见第62~63页）和仰卧位抬腿（详见第64页）。

仰卧位腹式呼吸是一种仰卧时用腹部进行呼吸的训练。具体做法是：用鼻子吸气，吸气时腹部隆起，然后用嘴呼气，呼气保持5秒。重复6次（约1分钟）。通过仰卧位腹式呼吸可以锻炼腹横肌等肌肉。

仰卧位抬腿是一种仰卧时将双脚放在椅子上，然后抬起并保持5秒的训练。重复10次（约1分钟）。通过仰卧位抬腿可以锻炼腹横肌、腹直肌等肌肉。

这两种都是简单的训练，但能显著增强腹部核心肌群的支撑力。只需进行其中一种即可！

腹横肌是腹部的深层肌肉，是支撑内脏、稳定核心的主要肌肉之一。

开始运动 ① ②

① 平躺在垫子上，将双手放在腹部。双脚分开，间距与肩同宽，膝盖轻微弯曲并放松。

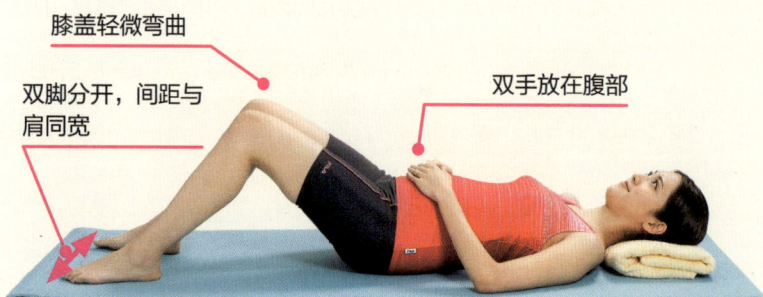

膝盖轻微弯曲

双脚分开，间距与肩同宽

双手放在腹部

② 用鼻子慢慢吸气，吸气时腹部隆起（放松腹横肌）。

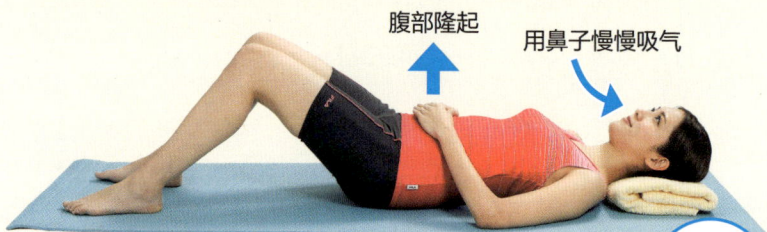

腹部隆起

用鼻子慢慢吸气

约2秒

*轻松肌肉训练①②基于《糖尿病运动疗法》（日本医齿药出版社）进行部分改编。

不易消耗血糖的糖尿病体质，可以通过由大学附属医院开发的
"轻松肌肉训练"得以改善，即使是老年人也可以做到，
第一部分是锻炼腹部的"核心肌群训练"

第**5**章
改善体质
的肌肉
训练❶

③　　　　④

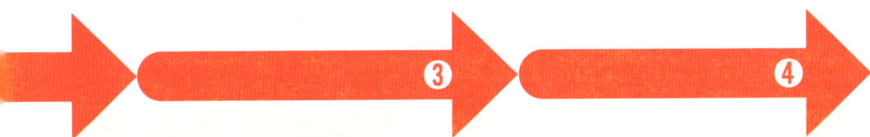

1组＝①～④
10秒×6次＝1分钟
※ 建议每天做2~3组

③ 嘴唇收紧，慢慢呼气，同时收
　 腹（收缩腹横肌）。

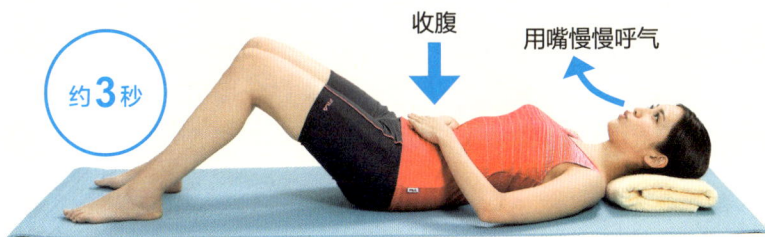

约**3**秒

收腹　　用嘴慢慢呼气

④ 呼气完毕、收腹，保持这个姿势5秒。保持时要出声计数
　 "1、2、3、4、5"（不要憋气，保持收腹）。

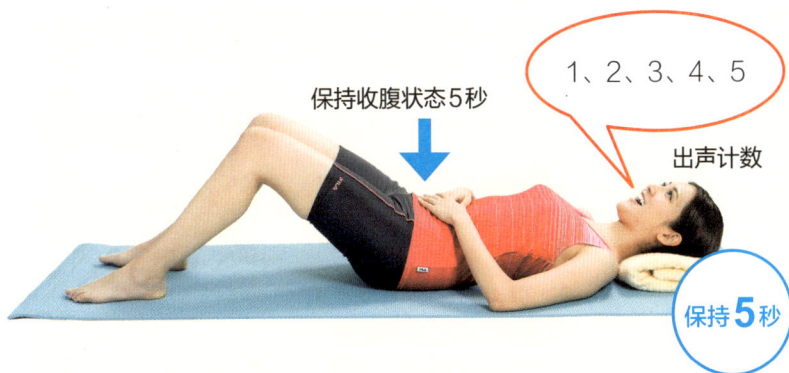

1、2、3、4、5

保持收腹状态5秒

出声计数

保持**5**秒

"仰卧位抬腿"的具体做法

1组 1分钟

腹直肌是腹部表面的一层肌肉，通常被称为"腹肌"。它是保持腹部核心最主要的肌肉。

① 平躺在地板上，将双脚放在椅子上。首先要收腹（不考虑呼吸，仅用腹肌的力量）。

1组＝①②
6秒×10次＝1分钟
※建议每天做2~3组

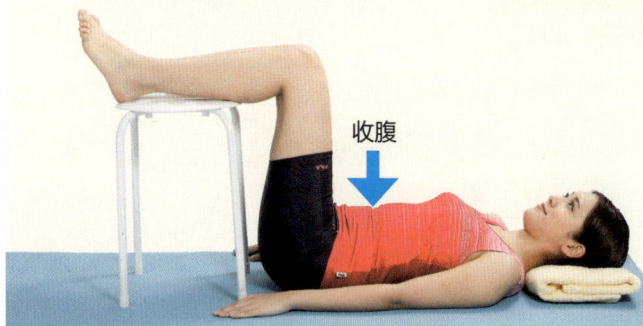

收腹

约**1**秒

② 保持收腹，将双腿抬离椅子，尾骨离开地面。保持这个姿势5秒，然后回到①。

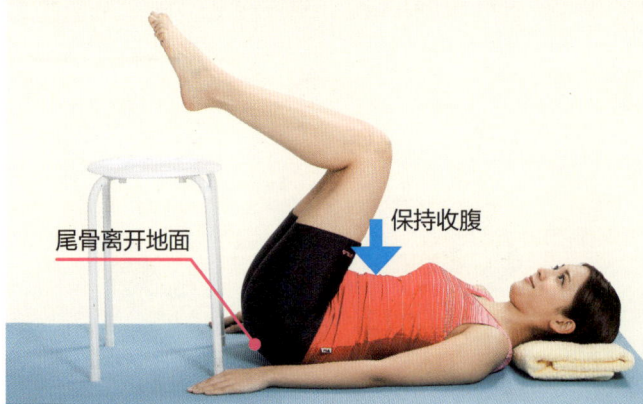

尾骨离开地面

保持收腹

保持**5**秒

64

第6章

轻松肌肉训练的第二部分是
锻炼臀部和小腿肌肉的
"下肢肌肉训练"，
只需进行1~2种就能**逐渐改善体质，**
消耗更多血糖

名古屋大学名誉教授
爱知瑞穗大学前校长
日本糖尿病学会名誉会员
佐藤祐造

通过进行轻松肌肉训练中的"下肢肌肉训练",可以轻松增强难以锻炼的臀部及小腿等下肢肌肉

　　轻松肌肉训练的第二部分是"下肢肌肉训练",通过强化下半身肌肉(下肢肌肉)来改善糖代谢。这种训练主要是进行运动疗法中的"闭链运动"(CKC,肢体远端相对固定而近端活动的运动),通常在进行一段时间的开链运动之后进行。

　　通常,糖尿病运动疗法会先进行相对轻负荷的OKC,以增强腹部核心肌群的支撑力,然后扩展到逐渐增加负荷的CKC,以增强下半身的力量。在轻松肌肉训练中,也遵循运动疗法的原则,按照"腹部核心肌肉训练→下肢肌肉训练"的顺序逐步增加锻炼的种类。体力较弱者可以从腹部核心肌群训练开始,当身体适应一定负荷后,再配合进行下肢肌肉训练。

　　下半身集中着全身约70%的肌肉,包括大腿的股四头肌、小腿三头肌(腓肠肌、比目鱼肌等)、臀部的臀大肌,以及连接股骨和腰椎的腰大肌等大肌肉群。因此,与腹部核心肌群训练相比,进行下肢肌肉训练能更有效地促进血糖消耗。

　　由于下肢肌肉的体积较大,因此需要施加较强的负荷才

主要下肢肌肉

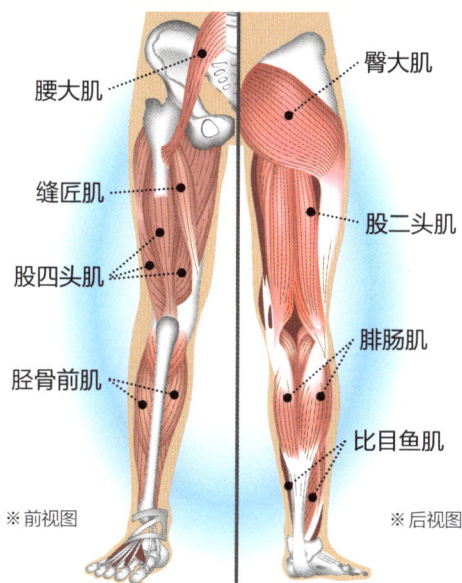

腰大肌
缝匠肌
股四头肌
胫骨前肌

臀大肌
股二头肌
腓肠肌
比目鱼肌

※前视图　　　　　　　　※后视图

大腿、小腿、臀部等下半身集中了大量肌肉

能充分锻炼。然而，有些人可能会担心，如果给身体施加强大的负荷，可能会导致受伤。

对身体施加安全负荷的关键在于进行与日常生活动作相似的练习。在下肢力量训练中，可以将手或脚固定在地板上，然后进行起身、站立和行走等动作。这样就与日常生活动作无异，减少了受伤的风险，同时体重自然会施加到固定的四肢末端。

这样就可以轻松增强难以训练的臀部和小腿等下肢肌肉。

在进行下肢肌肉训练前，通过两种最基本的热身运动来放松髋关节和膝关节肌肉

进行下肢肌肉训练时，全身的关节和肌肉都会承受较大负荷，因此要提前进行"热身运动"。热身运动包括"空中走楼梯"（详见第69页）和"臀部及大腿拉伸"（详见第70页），这两种运动都应进行。

首先，进行空中走楼梯。这是一种双臂摆动的踏步运动。"①普通踏步→②稍微下蹲踏步→③普通踏步→④抬高膝盖踏步"（①～④各进行15秒为1组），重复2～3组。

接下来，进行臀部及大腿拉伸。这是以臀部和大腿肌肉为中心，放松下肢肌肉的两种拉伸运动（各进行10秒）。

肌肉活动会受到之前动作的影响。因此，在进行空中走楼梯后，接着进行臀部及大腿拉伸，认真放松下肢肌肉，以确保肌肉得到放松。

"空中走楼梯"
的具体做法

1组 **1** 分钟

股四头肌 腘绳肌 （大腿后侧的肌群）拉伸

1组=❶~❹=1分钟
※ 如果时间充裕，建议进行2~3组

❶ 大幅摆动双臂，重复踏步15下。

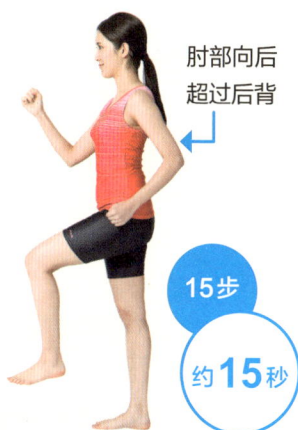

肘部向后超过后背

15步

约 **15** 秒

❷ 膝盖轻微弯曲，微微下蹲，重复踏步15下。

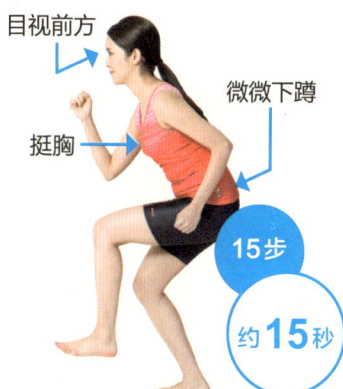

目视前方

微微下蹲

挺胸

15步

约 **15** 秒

❸ 与❶相同，重复踏步15下。

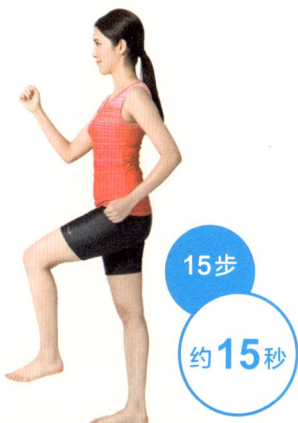

15步

约 **15** 秒

❹ 膝盖抬高，重复踏步15下。

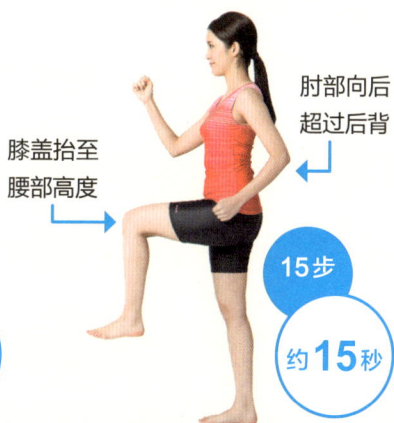

肘部向后超过后背

膝盖抬至腰部高度

15步

约 **15** 秒

*下肢肌肉热身运动基于《糖尿病运动疗法》（日本医齿药出版社）进行部分改编。

❶ 将一只脚放在椅子上。首先将双手交叉放在大腿上，然后将胸部和腹部贴近大腿，保持5秒（放松大腿后侧及臀部肌肉）。左右脚各进行一次。

将胸部贴近大腿，保持5秒

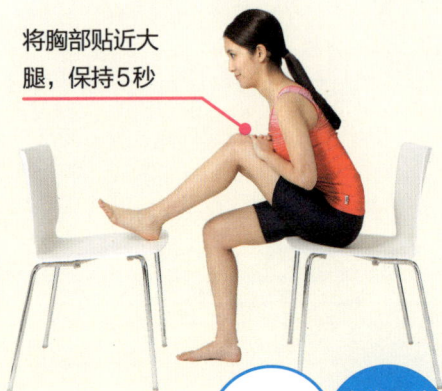

约**10**秒

左脚5秒
＋
右脚5秒

❷ 浅坐在椅子上，首先一侧膝盖伸直，将脚放在地面上。接着，上半身微微前倾，抬起脚尖，保持这个姿势5秒（放松大腿及臀部肌肉）。左右脚各进行一次。

1组＝❶＋❷＝20秒
※ 如果时间充裕，建议进行2~3组

抬起脚尖，保持5秒！

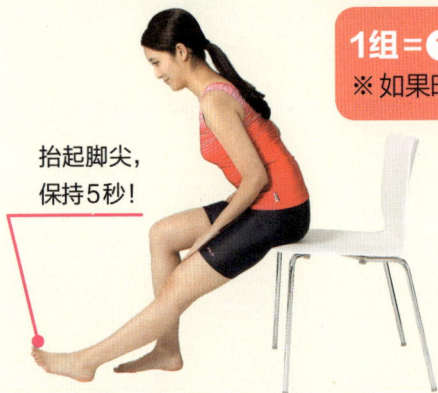

约**10**秒

左脚5秒
＋
右脚5秒

改善体质的肌肉训练②

轻松肌肉训练的第二部分是锻炼臀部和小腿肌肉的"下肢肌肉训练"，
只需进行1~2种就能逐渐改善体质，消耗更多血糖

第6章
改善体质
的肌肉
训练②

1分钟下肢肌肉训练分为仰卧、俯卧、跪姿3种，只需进行其中1种即可增强臀部肌肉，同时可以强化腹部核心肌群

下肢肌肉训练大致分为针对髋关节运动的伸髋肌群（主要是臀部肌肉）训练和针对膝关节运动的伸膝肌群（主要是大腿和小腿肌肉）训练。热身运动后，按照"伸髋肌群训练→伸膝肌群训练"的顺序进行。

首先，伸髋肌群训练包括3种，分别是"背桥"，即仰卧时通过抬高臀部保持身体挺直（详见第72~73页）；"肘撑抬腰"，即通过肘部和膝盖将身体抬离地面（详见第74~75页）；以及"跪姿抬臂"，即以跪姿保持握球姿势（详见第76页），3种训练各做1分钟。基本上建议进行3种，但也可以只进行其中1种，时间为1分钟。

伸髋肌群训练不仅可以锻炼臀部的臀大肌，还可以同时锻炼腹直肌和腹横肌等腹部核心肌肉。

2组 1分钟

臀肌是臀部肌肉（如臀大肌）的统称。腘绳肌是大腿后侧肌肉（如股二头肌）的统称。

开始运动 ❶

❶ 平躺在垫子上，双手放在髋关节上，双脚踩在垫子上，分开大约10cm，屈曲双膝（双脚位置请参见下方"要点"）。

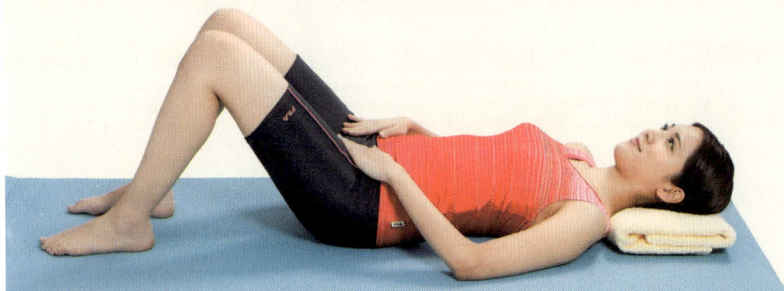

要 点

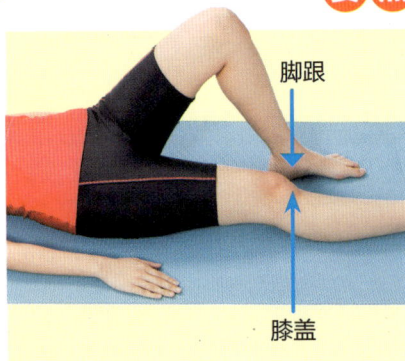

脚跟

膝盖

双脚的正确位置

如左图所示，❶中双脚的位置是单腿伸展时膝盖的位置。

也就是说，屈腿侧的脚应与直腿的膝盖对齐。这样可以显著提高肌肉训练的效果。

*轻松肌肉训练❸~❽是基于《糖尿病运动疗法》（日本医齿药出版社）进行部分改编。

1组=❶~❸6秒×5次=30秒

※尽量1分钟进行2组

❷ 将臀部抬起，直至身体挺
直。此时，伸髋肌群伸展，
臀肌和腘绳肌收缩。

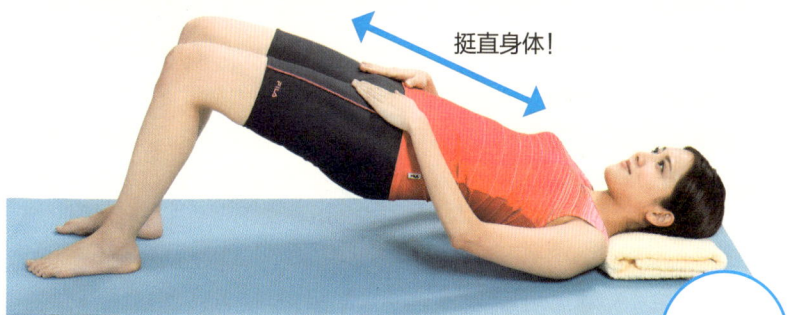

挺直身体！

约**1**秒

❸ 保持臀部抬起，双膝并拢。
保持这个姿势5秒。重复❶~❸5次。

双膝并拢

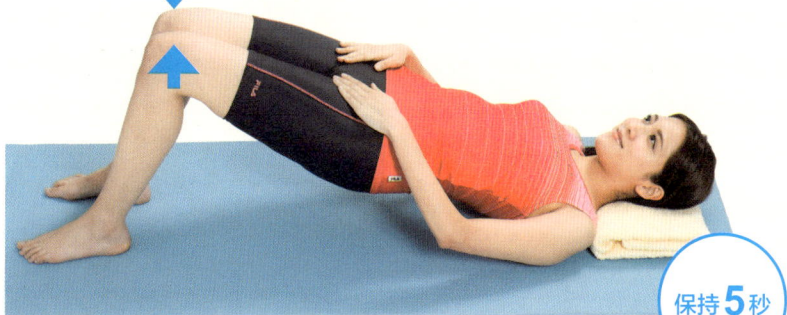

保持**5**秒

> 背阔肌是一块呈三角形的肌肉，位于腰背部和胸部后外侧的皮下。背阔肌与臀肌共同作用，提高核心稳定性。

开始运动 ①

① 俯卧在垫子上。双手肘部垂直于肩部，骨盆两侧的髋关节接触地面，抬起上半身（这有助于纠正驼背）。

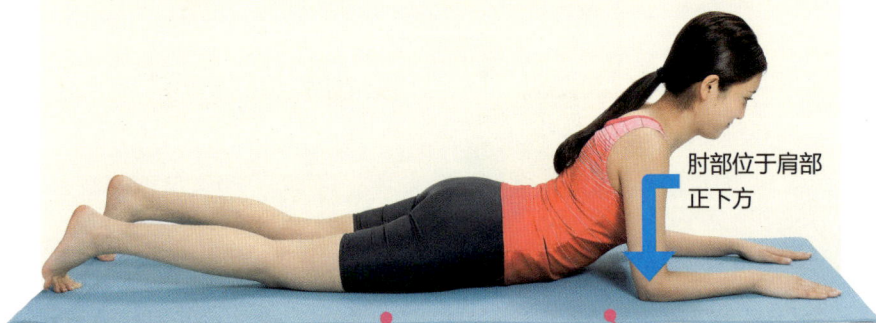

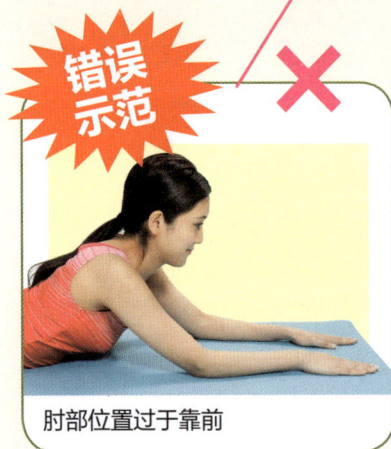

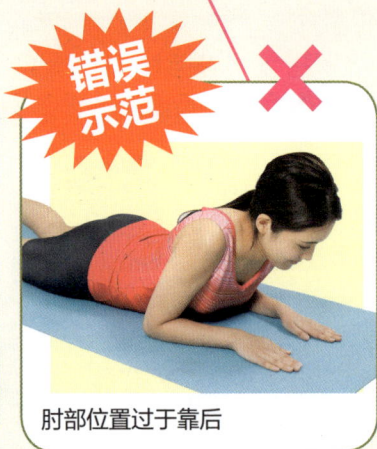

肘部位于肩部正下方

错误示范 ✕

肘部位置过于靠前

错误示范 ✕

肘部位置过于靠后

轻松肌肉训练的第二部分是锻炼臀部和小腿肌肉的"下肢肌肉训练"，
只需进行1~2种就能逐渐改善体质，消耗更多血糖

1组=❶❷约6秒 ×5次=30秒
※ 基本上1分钟进行2组。1分钟进行1组也可以

❷

❷ 双肘着地，双膝弯曲，抬起臀部。注意
不要弓背。保持这个姿势5秒。

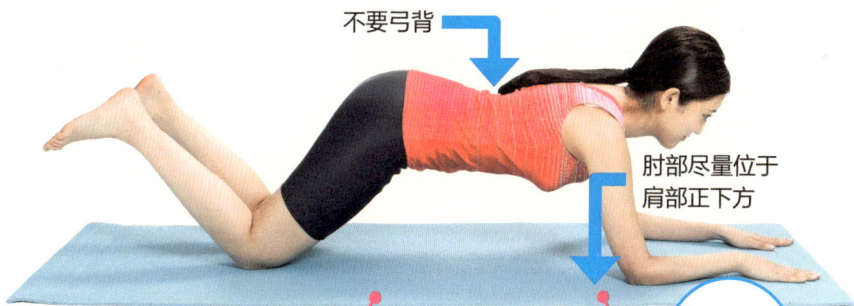

不要弓背

肘部尽量位于
肩部正下方

保持**5**秒

那

电

**错误
示范** ✕

**错误
示范** ✕

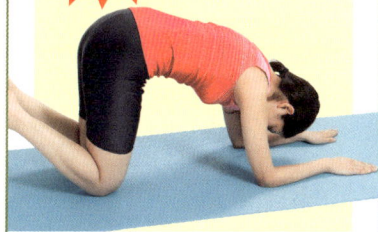

背部弯曲，头朝下

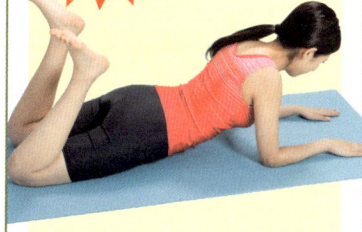

臀部未抬起，膝盖过度弯曲

75

1组 = ❶ 3秒 + ❷ 30秒 = 33秒
※2组约1分钟

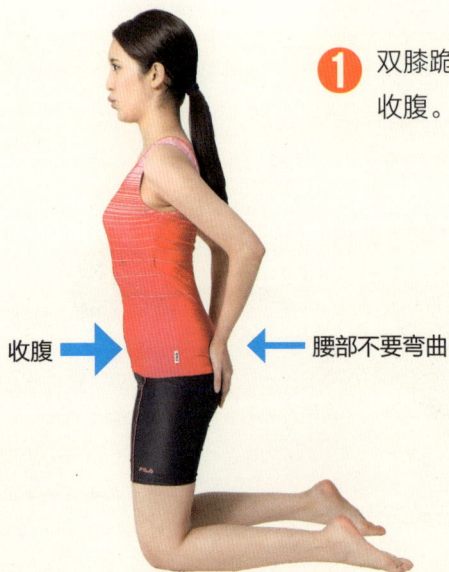

❶ 双膝跪地，用嘴呼气，收腹。

收腹 ➡

⬅ 腰部不要弯曲

约**3**秒

双手举至肚脐高度 ➡

❷ 保持收腹，用鼻子吸气，伸直双臂，双手举至肚脐高度。保持这个姿势30秒，感受臀部和小腿肌肉活动。
如果双手握住瑜伽小球等物体，肌肉训练效果会更好。

保持**30**秒

小腿和大腿肌肉可以通过不屈膝的"5cm步行"等1分钟运动操来增强

在下肢肌肉训练中，首先要进行伸髋肌群（主要是臀部肌肉）训练，然后再进行伸膝肌群（主要是大腿和小腿肌肉）训练。

伸膝肌群训练包括"5cm步行"，即小步长移动（详见第78~79页）；"直立提踵"，即双手扶桌站立并抬起脚跟（详见第80~81页）；以及"屈膝提踵"，即双手扶桌半蹲并抬起脚跟（详见第82页）。3种训练各进行1分钟。基本上建议进行3种，但也可以只进行其中1种，时间为1分钟。

伸膝肌群训练可增强小腿三头肌和大腿的股四头肌肌力。5cm步行本身是为了改善膝关节疼痛而设计的运动，因此非常适合患有膝关节炎的人群。

建议糖尿病患者和其他高血糖人群都要尝试一下"轻松肌肉训练"。

股四头肌是大腿前侧的肌肉，在伸展膝关节时起主导作用。加强该肌肉的锻炼有助于预防膝关节疼痛。

采取基本姿势

首先，肘部弯曲约呈直角站立，双手握拳（ **A** ）。接着，上身略微前倾，做出基本姿势（ **B** ）。

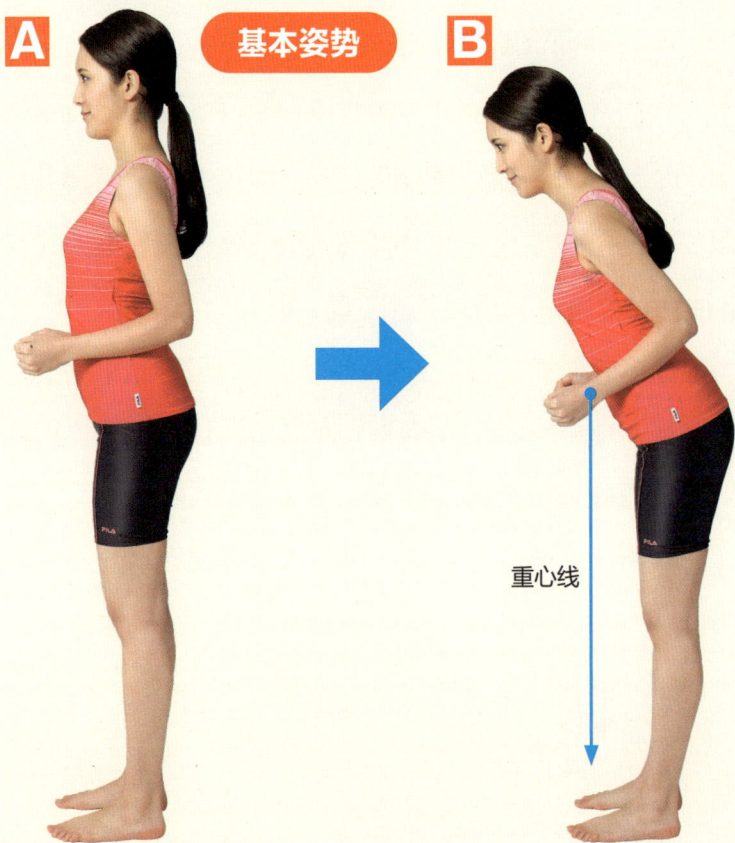

A　**基本姿势**　**B**

重心线

轻松肌肉训练的第二部分是锻炼臀部和小腿肌肉的"下肢肌肉训练"，
只需进行1~2种就能逐渐改善体质，消耗更多血糖

第**6**章

改善体质
的肌肉
训练**②**

1组=❶❷2秒×30次=1分钟
※ 每天应进行2~3组（步行约6~9m）。

开始运动 ❶ ❷

❶ 从**B**姿势开始，单脚向前迈
出约5cm，膝盖不要弯曲。

❷ 另一只脚向前迈出约5cm，
膝盖保持伸直。重复❶❷
30次（向前移动约3m）。

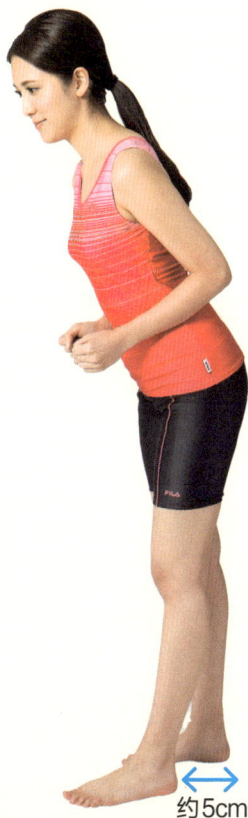

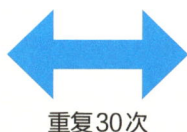

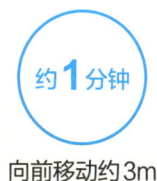

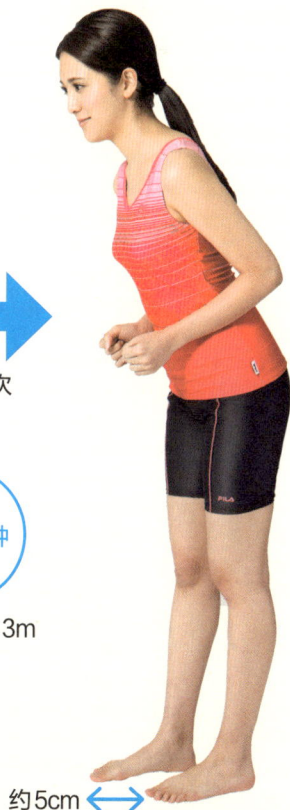

重复30次

约**1**分钟

向前移动约3m

约5cm

约5cm

1组1分钟

腓肠肌是小腿肌肉的一种，它能够将臀肌和腘绳肌的力量转化为行走速度。

采取基本姿势

站在桌子前，双脚分开，间距与肩同宽，双手放在桌子上（对自己体力有信心的人可以不使用桌子，此时双手应放在身体两侧）。

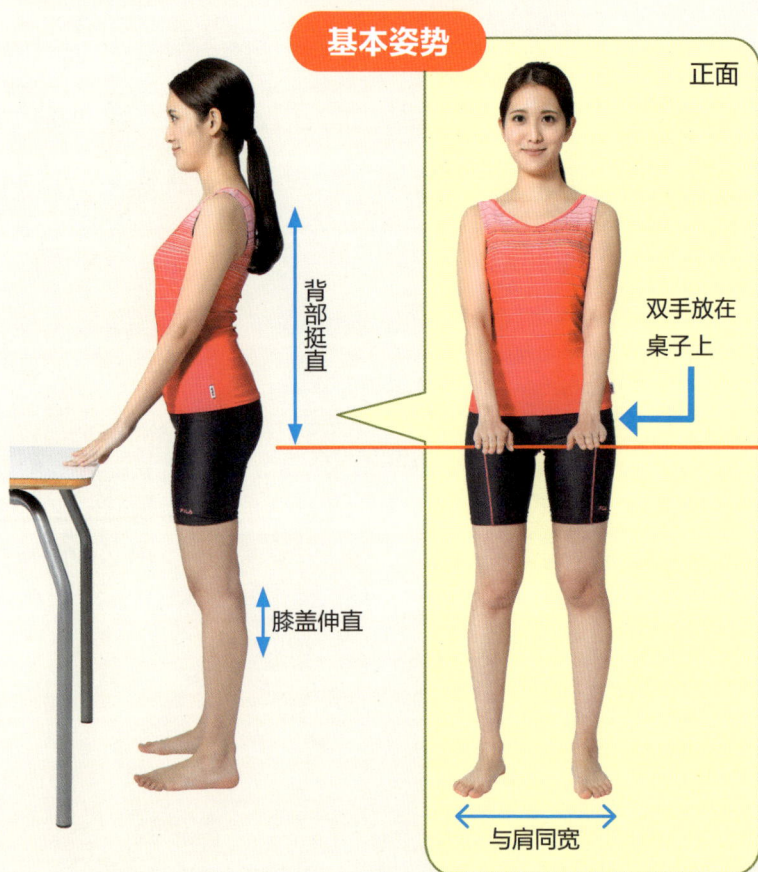

基本姿势

正面

背部挺直

膝盖伸直

双手放在桌子上

与肩同宽

轻松肌肉训练的第二部分是锻炼臀部和小腿肌肉的"下肢肌肉训练"，只需进行1~2种就能逐渐改善体质，消耗更多血糖

1组＝❶❷6秒×10次＝1分钟

※每天应进行3组。

开始运动 ❶ ❷

❶ 抬起脚跟并保持5秒，同时收腹，锻炼腹部核心深层肌肉（腹横肌）。

❷ 将脚跟放回原位。重复❶❷10次。

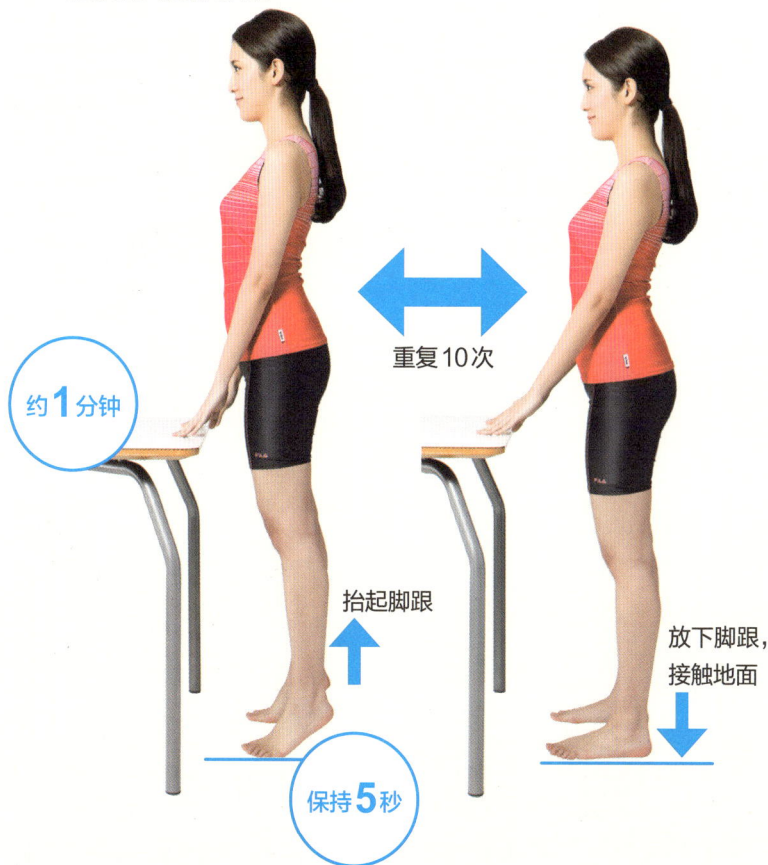

约**1**分钟

重复10次

抬起脚跟

放下脚跟，接触地面

保持**5**秒

"屈膝提踵"的具体做法

1组 1分钟

比目鱼肌是小腿肌肉的一部分。比目鱼肌在行走时发挥作用，通过对地面施加作用力，从而产生推进力；同时它与腓肠肌一起促进血液流动。

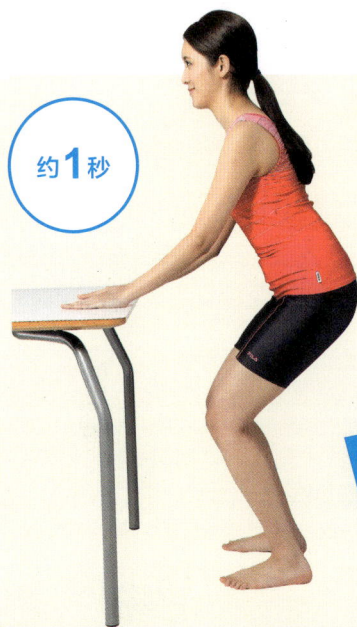

约**1**秒

1 双脚分开站立，间距与肩同宽，双手放在桌子上，双膝轻微弯曲。

注意！ 即使对自己的体力很有信心，也必须将双手放在桌子上！

重复10次

2 保持双膝弯曲，抬起脚跟，保持5秒。5秒后，放下脚跟，回到 **1** 姿势。重复 **1** **2** 10次。

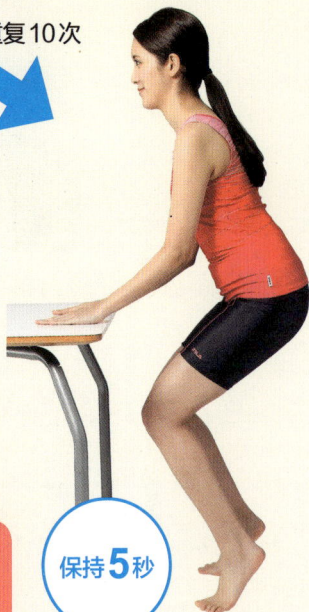

保持**5**秒

1组＝**1** **2** 6秒×10次＝1分钟
※ 每天应进行3组。

进行两种"轻松肌肉训练"后，HbA1c基本恢复正常

进行反复施加轻负荷的"抗阻运动"，可以增加肌肉量并改善血糖值。我向糖尿病患者推荐在家就可以进行的"轻松肌肉训练"。

训练时要收腹

跪姿抬臂

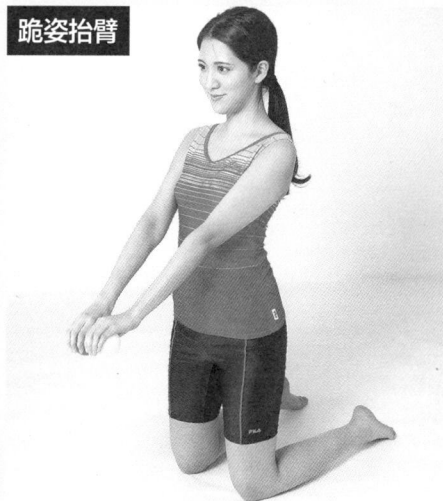

要领是仅用腹肌的力量收腹，并在保持该状态的同时抬起双臂。

北野哲郎（化名，80岁）到我所在的医院治疗糖尿病已有一段时间。到目前为止，在降糖药物和饮食疗法的帮助下，北野先生的HbA1c一直保持在6.5%~6.8%（6.5%以上为糖尿病）的相对良好状态，但在2020年5月底他的HbA1c却飙升至8.1%。这可能是因为过量食用零食所致。

因此，我建议他停止食用零食，每天步行6000步，并进行"轻松肌肉训练"以增强腹部核心肌群。

北野先生特别喜欢的练习是"仰卧位腹式呼吸"，即仰卧时双腿弯曲，将双手放在腹部，缓慢地进行腹式呼吸。这种练习可以锻炼腹部核心肌肉中的腹直肌。另一个练习则是"跪姿抬臂"，可以锻炼腹横肌和臀大肌。这两种运动都适合腿脚不便和腰部无力的老年人。

北野先生几乎每天都进行这两种肌肉训练，每餐后进行1组（一天3组）。结果，两个月后的2020年7月底，他的HbA1c降至7.0%，此后一直保持在6%的水平。

值得注意的是，北野先生最近在走路时常常感到胸口疼痛，于是去心血管医院进行检查，结果显示为心肌梗死。因此，老年人在运动时，定期体检也非常重要。

通过"轻松肌肉训练"锻炼大腿后，空腹血糖值和HbA1c均有下降，身体也变得更加灵活

井口保（化名，52岁）是一家企业的总裁，工作非常繁忙，饮食和睡眠时间不规律，生活作息混乱。因此，他从40岁开始血糖就一直居高不下。3年前在一次公司体检中，他

抬起脚跟，保持5秒

直立提踵

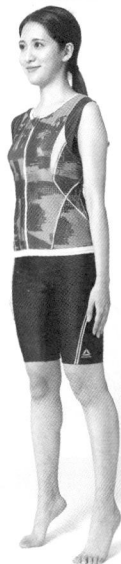

如果抬起脚跟时身体没有晃动，可以不用将手放在桌子上。

被确诊为糖尿病，此后一直在就医。

我指导他服用降糖药物，并保持规律的饮食，但井口先生的空腹血糖值高达8.6mmol/L，HbA1c高达8.2%。实际上，井口先生几乎无法有效控制饮食，他无法减少含糖和高脂肪食物的摄入。另外，他非常喜欢打高尔夫，经常去高尔夫球场。

然而，2020年4月，他暂停了喜欢的高尔夫，空腹血糖值上升至8.7mmol/L，HbA1c升至8.9%。我再次向井口先生解释了运动的好处，建议他每天步行6000步，上下楼梯时不要乘坐自动扶梯，井口先生尽可能地去执行了这些建议。

此外，我还指导他进行几种"轻松肌肉训练"，这些训练在家就可以轻松进行。井口先生的大腿等下肢肌肉退化尤为严重，因此我建议他在每餐后进行"5cm步行"，即身体保持直立前倾，不要屈膝，小步走30~60次（1~2组）。

每周2~3天，他还进行"直立提踵"，即站在桌子前，保持收腹，踮起脚尖。3个月后，他的空腹血糖值降至6.9mmol/L，HbA1c降至7.6%。此后，井口先生在工作之余也经常进行轻松肌肉训练，他的身体变得更加灵活，看起来也更显年轻，他对此感到非常高兴。

第7章

有效应对糖尿病的方法——从改善导致糖尿病恶化的压力和牙周病，到调整饮食、控制低血糖和足部护理

京都府立医科大学客座讲师
梶山内科诊所所长
梶山静夫

如果难以长期坚持饮食疗法，就不需要计算食物热量，选择"顺序饮食疗法"可以有效防止餐后血糖飙升

通常情况下，一旦被医生诊断出糖尿病，患者就会被要求进行所谓的"糖尿病饮食"疗法。但糖尿病患者往往难以长期坚持饮食疗法，常常半途而废。究其原因，糖尿病饮食通常会严格限制热量的摄入，主食量少，菜也低脂且简单。而且，为了准备糖尿病饮食，每餐都需要计算食物热量和糖分的摄入量，这对患者和家属来说也是一大负担。因此，分量少、缺乏满足感、烹饪烦琐，导致糖尿病饮食疗法难以持久。

此外，即使认真坚持饮食疗法，也不一定能有效控制血糖。这是因为，传统的饮食疗法虽然注重营养均衡，但却没有考虑到餐后血糖的变化。

例如，传统的饮食疗法要求每天摄入1单位（80千卡，1卡≈4.186焦）的水果，但这会导致餐后血糖值飙升（血糖峰值），加速动脉粥样硬化的发展，从而诱发脑卒中和心脏病。

首先慢慢吃完蔬菜

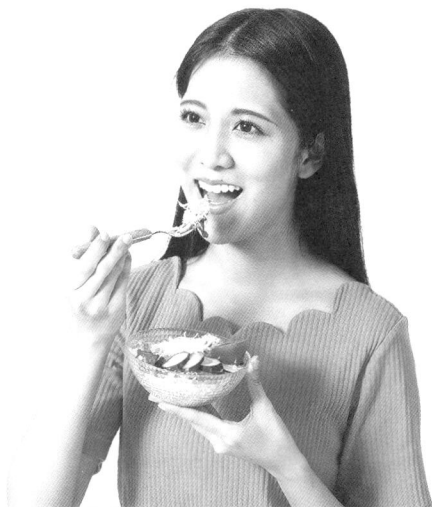

在顺序饮食疗法中，首先要慢慢吃完蔬菜（沙拉、炒菜、含有汤的配菜等），然后依次吃配菜和主食。

　　20年前，我意识到这一点，并开始寻找一种能够控制餐后血糖飙升的饮食方式。经过反复试验，我发现按照"蔬菜→配菜→主食"的顺序进食，可以减缓餐后血糖值的升高。从那时起，我将其命名为"顺序饮食疗法"（先吃蔬菜），并在我的医院中应用于糖尿病治疗。

　　这种"顺序饮食疗法"的优点在于，不需要计算热量，也不需要限制肉类或米饭的摄入量，患者更容易长期坚持。

"顺序饮食疗法"只需遵循"蔬菜优先""主食最后",不需要限制饮食也能营养均衡

作为糖尿病专科医生,我向糖尿病患者推荐的"顺序饮食疗法",是指进餐时先把蔬菜吃完,最后再吃主食。这样只需安排好进餐顺序,就能有效控制餐后血糖值的飙升。

这种饮食疗法的关键在于,先吃富含纤维的蔬菜。如果先把蔬菜嚼烂,纤维素就会与随后吃下的糖和脂肪混合,减少糖和其他物质的吸收。事实上,大阪府立大学(现京都女子大学)今井佐惠子教授的研究表明,如果先吃蔬菜,可以减缓血糖值的升高(详见第91页图)。

接下来,将详细介绍"顺序饮食疗法"的具体做法。

进食顺序为:①蔬菜(包括蘑菇类和海藻类)→②蛋白质配菜(肉类、海鲜、大豆食品)→③碳水化合物主食(米饭、面包、面条、根茎类)(详见第92页的图片)。

此外,摄入的食物种类和数量也非常重要。

首先是蔬菜的摄入量。专家建议人们每天摄入300g蔬菜,而"顺序饮食疗法"则以400g为标准。这是因为蔬菜是维生素和矿物质(无机营养素)的宝库,摄入越多,身体的新陈

进食顺序与胰岛素值的关系

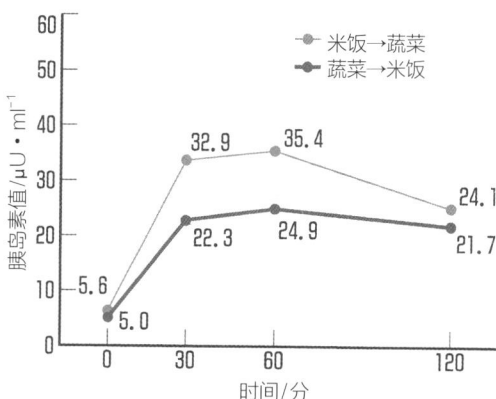

源自：今井、梶山ら．糖尿病，53: 112-115, 2010.

与先吃主食后吃蔬菜一组相比，先吃蔬菜后吃主食一组
的血糖上升更加缓慢，胰岛素分泌也较少。

代谢就越活跃，血糖也更容易作为能量被消耗。

根据每日摄入量来分配蔬菜种类，浅色蔬菜（卷心菜、
黄瓜、洋葱等）和黄绿色蔬菜（胡萝卜、菠菜、西红柿、青
椒等）各应摄入150~200g，蘑菇类约50g，海藻类约20g。

其次是蛋白质配菜，可分为肉类和海鲜、大豆和豆制品、
牛奶和奶制品、鸡蛋等。每餐吃其中的1~2种。

最后，主食除了米饭、面包、面条等谷类外，富含碳水
化合物的根茎类、水果，一些蔬菜（南瓜、莲藕和玉米），
豆类和大豆以外的坚果（栗子、银杏、青豆、蚕豆、红豆

食物的选择

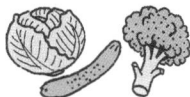

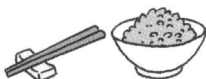

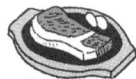

○推荐的食物		▲应避免的食物
卷心菜、西红柿、黄瓜、生菜、莴苣、豆芽、西兰花、白菜、萝卜等	蔬菜	莲藕、南瓜、玉米等
豆腐、纳豆、鱼等	配菜	肥肉等
糙米、三分糙米、荞麦面等	主食	精白米、面包、乌冬面、意大利面等

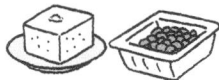

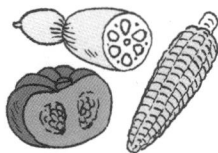

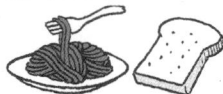

等）也可以视为主食。

　　主食的摄入量以每餐150g为标准。女性建议摄入100~150g，男性建议摄入150~200g（均为米饭的参考量）。由于精白米和面包容易导致血糖升高，因此建议选择糙米、三色糙米、荞麦面等。如果不习惯单独吃主食，可以留下一些配菜，最后和主食一起吃。

　　顺序饮食疗法应至少持续一个月。坚持一段时间后效果会逐渐显现，这将激励自己继续遵循这种饮食疗法，并坚持更长时间。

如何进行顺序饮食疗法

按照"蔬菜→配菜→主食"的顺序进食

①蔬菜 慢慢吃

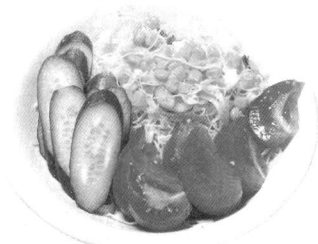

● 先吃蔬菜，再吃配菜
● 慢慢吃，细嚼慢咽10分钟
● 每天摄入400g的蔬菜和海藻，保持饮
　食均衡
浅色蔬菜　　　　150~200g
黄绿色蔬菜　　　150~200g
蘑菇类　　　　　约50g
海藻类　　　　　约20g

②配菜 用肉类、海鲜、大豆补充蛋白质

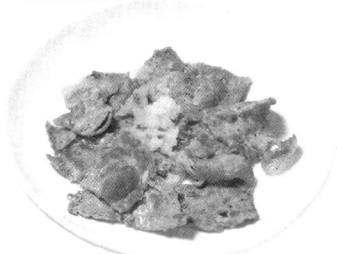

可以摄入肉类、鱼类等动物蛋白，但最
好补充大豆等植物蛋白

✕ 不适合作为补充蛋白质的食物：土豆
炖肉、炸鸡等

③主食 每餐以150g为标准

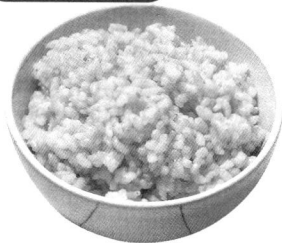

男性 150~200g
女性 100~150g

米饭比面条和面包更好（尤其推荐糙米）。
如果感觉米饭或其他主食的分量过多，不
必勉强自己全部吃完，可以适当剩一些。

牢记右侧方框中所示内容，这将有助于
提高效果。

压力是导致糖尿病恶化的一个重要原因，散步、拉伸等适度运动有助于缓解压力

糖尿病是由遗传和环境因素的复合病因引起的疾病。

许多因素会间接导致糖尿病的产生。实际上，精神和身体压力是导致糖尿病的因素之一。

当我们感到焦虑、急躁、愤怒等精神压力，或疼痛等身体压力时，自主神经（不受意志支配而自主工作的神经，主要控制内脏和血管的活动）之一的交感神经（激活身体战斗状态的神经）就会增强，并在体内分泌多种激素。其中包括使血糖值升高的胰高血糖素、肾上腺素、甲状腺激素和皮质醇等激素。

因此，长期承受压力会干扰胰岛素的作用，导致高血糖，从而增加糖尿病的发病风险。如果已经患有糖尿病，长期承受压力会导致病情恶化。

此外，长期承受压力还可能导致暴饮暴食、挑食、酗酒、失眠等生活习惯紊乱，从而容易导致肥胖，而肥胖是导致糖尿病的一个重大风险因素。

通过适度运动缓解压力

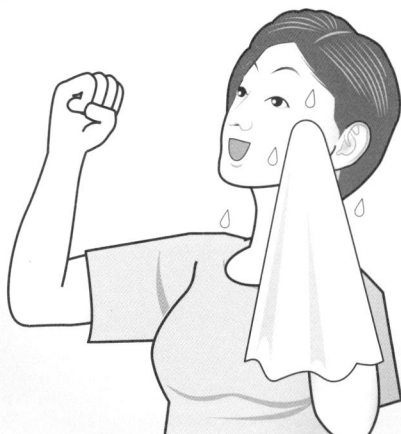

压力是导致高血糖的重要原因之一。适度的体育锻炼能释
放血清素和内啡肽，使人心平气和，有助于缓解压力。

　　缓解压力的最好方法就是运动。有研究显示，运动可以
改变人的情绪，缓解压力，从而有效改善心理健康。

　　究其原因，运动可以促进体内分泌使人心情平静的激素，
如血清素和内啡肽。如果每天坚持锻炼，血清素和内啡肽会稳
定分泌，从而能够更好地应对压力。

　　建议养成散步和拉伸等适度运动的习惯。

牙周病也会导致糖尿病恶化，预防措施除了刷牙和口腔护理外，还包括"+1护理"

我们的口腔中存在各种各样的细菌。有些是对健康有益的有益菌，有些是危害健康的有害菌，这些细菌共同维持着平衡。当这种平衡被打破时，就会导致牙周病的发生。

近年来，牙周病已成为继糖尿病三大并发症（肾病、视网膜病变和神经病变）之后的又一大糖尿病并发症。这是因为糖尿病会导致免疫力下降，从而更容易患上牙周病。

此外，导致牙周病的细菌会产生炎症物质，干扰调节血糖的胰岛素的作用，从而导致血糖控制不佳，糖尿病恶化。

如果糖尿病治疗得当，可以抑制牙周病的发生。同时，保持口腔清洁也至关重要。应进行口腔护理，如按时刷牙和使用牙线等，以防止牙周病菌的滋生。

此外，我还推荐"+1护理"作为预防牙周病的方法。

"+1护理"的第一点是吃"巧克力"。巧克力中的可可成分具有抵抗牙周病的作用。黑巧克力（可可含量超过70%）尤其有效，冈山大学预防牙科学的研究报告指出，黑巧克力能有效改善牙周病。

黑巧克力和木糖醇口香糖的功效

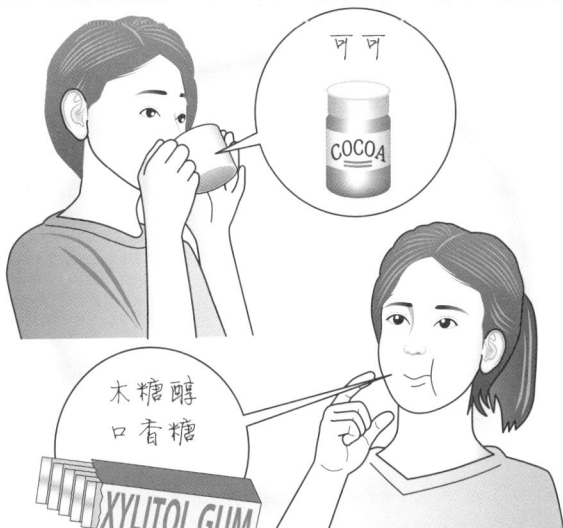

预防牙周病对减少糖尿病的恶化至关重要。黑巧克力的成分
可可和白桦树等植物原料的成分木糖醇可以预防牙周病。

第二点是咀嚼"木糖醇口香糖"。木糖醇是从白桦树等植物原料中提取的一种成分，能抑制口腔中细菌的繁殖，有助于预防牙周病；并且木糖醇吸收缓慢，因此它几乎不会导致血糖上升。

建议糖尿病患者在日常口腔护理中加入"+1护理"，适量食用黑巧克力或咀嚼木糖醇口香糖。

如何应对高热量的酒、肉类、油腻的炒菜和含糖量高的意大利面

对于糖尿病患者来说，每日的饮食是影响病情的重要因素，但不必勉强自己坚持吃低热量、没有味道的糖尿病饮食。虽然需要减少碳水化合物的摄入，但糖尿病患者也可以享受美食。以下是一些建议。

首先是饮酒。虽然糖尿病患者最好避免饮酒，但如果治疗后血糖值稳定且无并发症，则可以适量饮酒。饮酒量因人而异，但一般建议每天不超过1瓶中瓶啤酒或1小杯清酒。此外，每周最好有1~2天的戒酒日。

其次是如何吃肉。肉类是蛋白质的重要来源，建议糖尿病患者选择脂肪较少的部位（牛肉和猪肉的里脊肉、腿肉、肩肉，鸡肉的胸肉和肉排），去掉脂肪和皮。不过，要避免猪排等油炸食品，可选择烤、蒸、涮等烹饪方式。

糖尿病患者外出就餐时应注意以下几点。

许多炒菜含糖量非常高，这是由于调味时添加了糖或使用了淀粉增稠。建议避免食用含糖量较高的糖醋肉和肉丸，

吃炒菜的注意事项

①选择含糖量低的开胃菜

建议先吃清炒绿叶蔬菜，推荐空心菜和油菜。除了蔬菜，皮蛋的含
糖量也很低。

②主菜推荐辣味料理

炒菜中使用的调味料和勾芡含糖量较高，因此要注意。生姜和辣椒
能提高代谢，因此应选择淀粉少的辛辣食物。

选择不勾芡的炒菜，或者在炒菜中增加能提高代谢的生姜和
辣椒。

此外，还有许多主食，如拉面、炒饭、饺子、烧卖、肉
包等。理论上，这些主食应尽量少吃。如果想吃拉面，可以选
择蔬菜多、面条少的汤面。此外，建议每餐只能吃3个饺子。

近年来，意大利菜越来越受欢迎，但意大利面（意大利
式实心面、通心粉、千层面等）和比萨含糖量较高，因此要
特别注意。应避免直接吃意大利面或比萨，可以先吃沙拉或
腌菜作为开胃菜。

吃意大利菜的注意事项

①先吃沙拉，最后吃意大利面

在套餐中，建议按照"沙拉→汤（清汤）→主菜（肉类或鱼类）→意大利面或比萨"的顺序进食。意大利面和比萨不必全部吃完，可以剩一些。

②开胃菜选择沙拉或腌菜

沙拉中的膳食纤维和腌菜的醋能抑制糖分和脂肪的吸收。应避免将面包作为配菜，如果真的想吃，最好只吃1片。

③比萨选择薄底比萨

意大利面和比萨含糖量高，应尽量避免食用，但如果要吃，建议少量食用。严禁食用超大份意大利面。比萨的底要选择薄的。

在套餐中，先吃开胃菜，然后喝汤（清汤）或吃主菜（肉类或鱼类），最后再吃适量的意大利面、比萨或面包。请按照第88~93页介绍的"顺序饮食疗法"进行。

如果喝酒，可以适量饮用一杯红葡萄酒。白葡萄酒含糖量较高，建议选择红葡萄酒。

此外，果汁、甜开胃酒等饮料，蛋糕、冰激凌等甜点含糖量较高，应尽量避免。

寿司给人低脂、健康的印象，很多人会选择外出吃回转寿司。然而，寿司中的米饭是碳水化合物，吃太多会导致糖

吃寿司的注意事项

① 选择寿司以外的配菜

不要先吃寿司。应先点腌菜、茶碗蒸和味噌汤等配菜，然后再吃寿
司。此外，还建议先吃桌上的姜片。

② 先吃章鱼、鱿鱼、贝类等

吃寿司时，应先选择章鱼、鱿鱼和贝类（如红贻贝和螺蛳）。有嚼劲
的食材需要多次咀嚼，可以避免暴饮暴食。

③ 选择应季食材，慢慢享用

与其吃很多便宜的寿司，不如选择稍微贵一点的应季食材。关键是
利用味觉和嗅觉，只点小份，慢慢享用。

分摄入过多。而且，回转寿司价格较低，容易导致吃得过多。

　　吃回转寿司时，建议先点腌菜、茶碗蒸[1]、蔬菜汤等配菜。
可以先吃桌上的姜片，但重要的是不要直接吃寿司，先吃点
其他的食物。

　　接下来，点章鱼、鱿鱼、贝类等寿司。反复咀嚼有嚼劲
的食物可以刺激大脑的饱腹中枢，防止暴饮暴食。

　　此外，建议选择应季的食材，只点小份，慢慢享用。

---

[1] 茶碗蒸：日式蒸蛋，日本风味小吃的一种。

国际研究表明，可可含量高于70%的黑巧克力是零食的最佳选择，具有降血糖的功效

　　正如第96页所述，黑巧克力（可可含量超过70%）已被证明可以预防和改善牙周病，而牙周病是导致糖尿病恶化的一个因素。

　　此外，近年来的研究表明，黑巧克力可以增强调节血糖的胰岛素的作用，从而降低血糖值。

　　下面是意大利进行的一项试验。在这项试验中，15名健康受试者被分为两组，一组食用黑巧克力，另一组不食用黑巧克力，并进行了为期15天的葡萄糖耐量试验。结果显示，食用黑巧克力的组别，血糖值明显低于不食用黑巧克力的组别。

　　在日本，一项大规模调查也证明了可可对健康的益处。在这项大规模研究中，347名居住在爱知县蒲郡市的参与者每天食用25g黑巧克力，持续四周，最后对可可的健康效果进行评估。结果显示，可可降低了血压，增加了血管的弹性，减少了低密度脂蛋白（LDL），提升了糖代谢，从而有预防糖尿病的效果。

黑巧克力是理想的零食

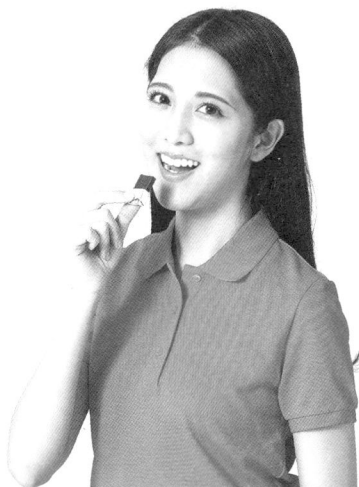

巧克力的原料可可含有丰富的多酚表儿茶素。这种表儿茶素被认为可以刺激胰岛素的分泌。

这些效果被认为是由于可可中所含的多酚类物质（植物中含有的抗氧化成分），即多酚表儿茶素刺激了胰岛素的分泌。

此外，可可还被证实具有改善肝功能、缓解便秘、减轻压力等健康功效。

巧克力中可可含量越高，多酚表儿茶素和膳食纤维就越丰富，热量也就越低。对于糖尿病患者来说，建议每天食用1~2块黑巧克力。市面上也有无糖巧克力，适合血糖容易升高的人群食用。

如果晚餐吃得晚，就在晚上回家前和回家后少量进食，可以减缓餐后血糖水平的升高

　　理想状态下，每天应在固定的时间吃早餐、午餐和晚餐，但对于上班族来说，这往往很难实现。但需要注意的是，如果两餐之间间隔时间过长，突然空腹进食，餐后血糖值容易急剧上升，导致糖尿病恶化。

　　因此，对于晚饭吃得比较晚的糖尿病患者，推荐"少食多餐"。这是一种将晚餐分为两次进食的方法。

　　具体来说，可以在晚上回家前吃一些蔬菜和主食，回家后再吃一些易消化的食物。这样，在回家前吃完主食（先吃蔬菜再吃主食），可以防止晚上过量进食，减缓餐后血糖值的上升。

　　首先，回家前可以吃一些便利店的沙拉、饭团（特别推荐使用富含膳食纤维的"超级大麦"制作的饭团），或者三明治。先吃沙拉，然后再吃饭团或三明治。应选择含有蔬菜、蘑菇、海藻和豆类均衡搭配的沙拉。

　　接下来，回家后应重点吃以蛋白质为主的食物。鱼类食物（水煮鱼和烤鱼）、大豆食物（豆腐、炸豆腐）和蛋类食物

晚餐分两次吃

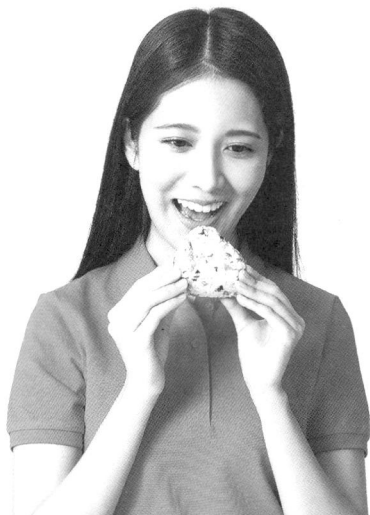

回家晚的人应该在晚上回家前吃一份沙拉和一份主食，回
家后再吃一小份配菜。

（煮蛋和蛋卷）都是不错的选择。肉类食物热量较高，睡前应
避免食用。可以选择吃沙拉、炒蔬菜、凉菜、蔬菜汤等不含
糖的食物。

回家后，少吃一些，尤其是尽量不吃主食。

此外，如果您正在服用降糖药，并需要少食多餐，请在
吃主食之前（比如回家前）服药。

糖尿病患者还容易突然失去意识，发生"低血糖"，因此在洗澡和户外运动时应当小心

除了各种并发症，糖尿病患者还必须警惕"低血糖"，即血糖值降至3.9mmol/L以下。患有糖尿病时血糖值不仅会升高，还会因为过度节食、剧烈运动、错误使用降糖药和注射胰岛素而导致血糖急剧下降。

具体来说，在以下情况下会容易出现低血糖。

●饮食中碳水化合物摄入量极少。

●服药或注射胰岛素后，推迟进餐时间。

●运动中或运动后，或餐后长时间空腹运动。

●过量服药或注射胰岛素。

●饮酒或洗澡后（洗澡和运动一样，会消耗大量能量）。

低血糖的症状包括出汗、心动过速、焦虑、手抖和面色苍白，当血糖值降至2.8mmol/L时，会出现头痛、视物模糊、注意力不集中、打哈欠等症状。此外，当血糖值降至2.8mmol/L以下时，会出现严重的中枢神经症状，可能会导致抽搐或昏迷。严重的低血糖可能危及生命。

如果发生低血糖，请立即摄入10g葡萄糖（或20g糖），

洗澡后可能发生低血糖

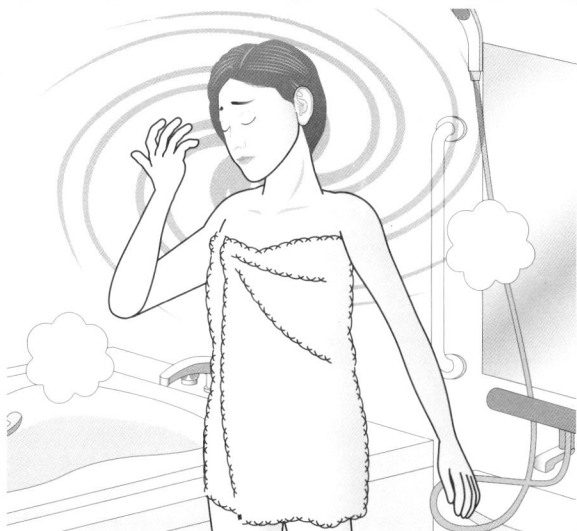

洗澡会促进能量消耗，更容易发生低血糖。最好避免餐前
（空腹）洗澡，尽量选择在餐后洗澡。

或饮用 150～200ml 含葡萄糖的饮料。之后静坐 15 分钟左右。

由于低血糖可能随时发生，因此糖尿病患者外出时应随
身携带葡萄糖或糖果。

即使糖尿病患者按照医嘱服药或注射胰岛素，也可能发
生低血糖。如果您曾有过低血糖的经历，要反思当时的情况，
注意避免再次发生。

糖尿病会导致血流不畅，足部伤口和足癣难以愈合，因此"检查足部是否异常"和"足部护理"至关重要

糖尿病的严重并发症之一是"神经病变"。神经病变是血管功能衰退导致血流不畅，从而出现麻木、疼痛和感觉迟钝等症状。

特别是，糖尿病的神经病变多发生在足部。足部支撑着人体的重量，负担很大，因此如果足部出现麻木或感觉迟钝，可能在不知不觉中导致鸡眼、胼胝、水疱、擦伤、足癣、皲裂、嵌甲、溃疡等问题。进一步恶化可能导致坏疽（组织或细胞局部死亡），甚至不得不截肢。

即使没有发生坏疽，足部血流不畅也会导致营养和氧气供应不足，使伤口难以愈合。

为了防止这种情况发生，糖尿病患者必须学会"检查足部是否异常"。第109页的图示总结了检查足部是否异常的方法，请按照此图记录足部的日常变化，以便尽早发现异常。如果足部出现任何明显异常，请及时就医。

如何检查足部异常

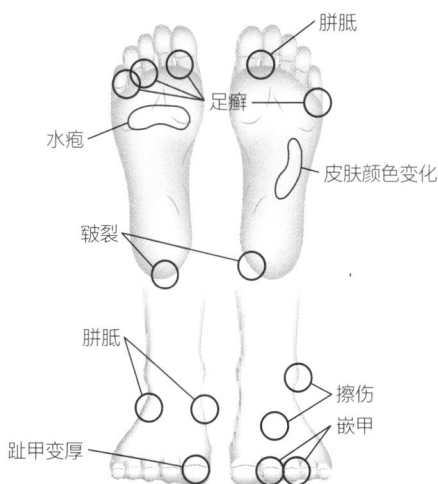

胼胝

足癣

水疱

皮肤颜色变化

皲裂

胼胝

擦伤

趾甲变厚

嵌甲

←用〇标出图中需要关注的部分，
并在下面相应项目的□中打钩。

□有鸡眼、胼胝、水疱
□有擦伤
□有足癣
□有皲裂
□有伤口且难以愈合
□趾甲过厚，嵌甲
□皮肤或趾甲变色
□有异味
□足部冰冷，麻木疼痛
□皮肤感觉迟钝，难以感知疼痛

　　足部护理也同样重要。足部护理的基本步骤是：①用肥皂仔细清洗脚底和脚趾间；②涂抹保湿霜；③修剪趾甲并用锉刀打磨（注意不要剪得太短）。

　　为了保护足部，选择合适的鞋子也很重要。不合脚的鞋子可能导致擦伤，因此选择适合自己脚型的鞋子至关重要。理想的鞋子应不挤脚、不磨脚跟。

到足部护理门诊就诊

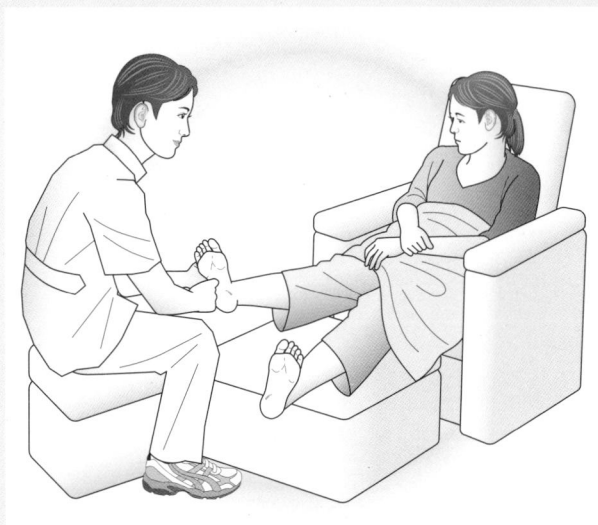

最近一些医院设立了足部护理门诊，专门为糖尿病引起的足部异常提供专业护理，同时还能接受日常自我护理的指导。

　　袜子应选择吸水性好的棉质或羊毛材料。光脚穿鞋可能导致足部受伤，因此一定要穿袜子。

　　足部不敏感的人还需要注意防止低温烫伤。在寒冷的冬天，切勿将一次性暖宝宝直接贴在脚上。

　　如果对自我护理足部没有信心，可以去医院的足部护理门诊。在足部护理门诊，专业人员会提供护理，并指导您如何护理双脚。建议糖尿病患者无论是否有足部异常，都可以去就诊一次。

第8章

通过"血糖监测"发现隐性糖尿病，
"三大并发症检查"必不可少，
通过"住院教育"控制
无法长期坚持运动和饮食疗法的
糖尿病患者的血糖

日本自治医科大学名誉教授
练马光丘医院名誉院长
川上正舒

即使在健康检查中血糖值正常的人也要注意!"血糖监测"可发现在不知不觉中恶化的隐性糖尿病

血糖值会因日常饮食和运动,在一天中不断波动(日内血糖波动)。特别是在糖尿病的早期阶段,餐后血糖值可能急剧上升,但在餐前又回落到正常高值,这种情况并不少见。

因此,尽管实际上可能已经患有糖尿病,但在仅依据体检中测量的空腹血糖值进行判断时,可能会被误判为正常水平(非糖尿病)。这就是"隐性糖尿病"。

要判断是否为隐性糖尿病,可以在医疗机构进行75g口服葡萄糖耐量试验。此外,近来还提倡进行自我血糖监测(SMBG),以监测血糖变化趋势(波动)。在起床时、餐前餐后、运动前后、睡觉前等时段测量并记录血糖值,可以了解血糖在一天中的波动情况,而不仅仅是在某一时刻的波动情况,这有助于尽早发现隐性糖尿病。

市面上有多种简易测量设备可供人们自行测量血糖值。

血糖值日内波动比较

健康人群

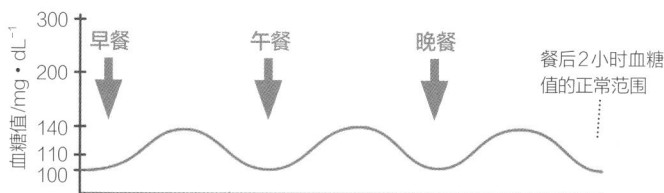

| 早餐 | 午餐 | 晚餐 |

餐后2小时血糖
值的正常范围

血糖值/mg·dL⁻¹

300
200
140
110
100

早期糖尿病患者

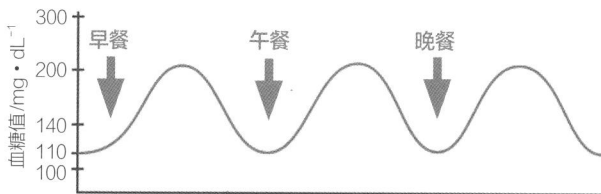

| 早餐 | 午餐 | 晚餐 |

血糖值/mg·dL⁻¹

300
200
140
110
100

注：血糖值换算1mmol/L=18mg/dL。

早期糖尿病患者中，许多人的血糖值会在餐后急剧上升，超过餐后血糖
值的正常范围，达到峰值后又回落到正常高值。

在医疗机构中，有两种检查血糖值日内波动的方法：持续葡萄糖监测（CGM）和扫描式葡萄糖监测（FGM）。这两种方法都是通过在腹部或上臂安装传感器，测量皮下间质液中的葡萄糖含量；CGM可连续测量3~10天，而FGM则可连续测量14天。

糖尿病患者血糖控制不佳易导致并发症，因此"三大并发症检查"必不可少

随着糖尿病的发展，可能会引发各种并发症。尤其是眼睛和肾脏的细小血管和神经特别容易受到损伤，这会增加糖尿病视网膜病变、糖尿病肾病和糖尿病神经病变这三大并发症的发病风险。除了这三大并发症以外，糖尿病还会引发脑梗死、脑出血、心肌梗死和痴呆等严重疾病，最终可能会导致卧床不起和死亡。

糖尿病患者除了检测血糖值外，还应定期检查是否存在并发症以及并发症的进展情况。

以下是一些必要的检查，请在医生指导下完成。

●糖尿病视网膜病变的主要检查：眼底检查（使用眼底照相机检查视网膜血管的状况和出血情况）、荧光眼底造影检查（从手臂的静脉注射荧光造影剂，拍摄眼底照片，检查眼底状况）、光学相干断层扫描（OCT，通过拍摄视网膜的断层图像，可以有效检查黄斑水肿及其他黄斑异常情况）。

●糖尿病肾病的主要检查：尿微量白蛋白检查（检查一种叫白蛋白的蛋白质是否渗入尿液）、血肌酐检查（检查血

糖尿病引起的并发症

糖尿病的三大并发症

| 糖尿病视网膜病变 | 糖尿病肾病 | 糖尿病神经病变 |

可能出现的其他并发症

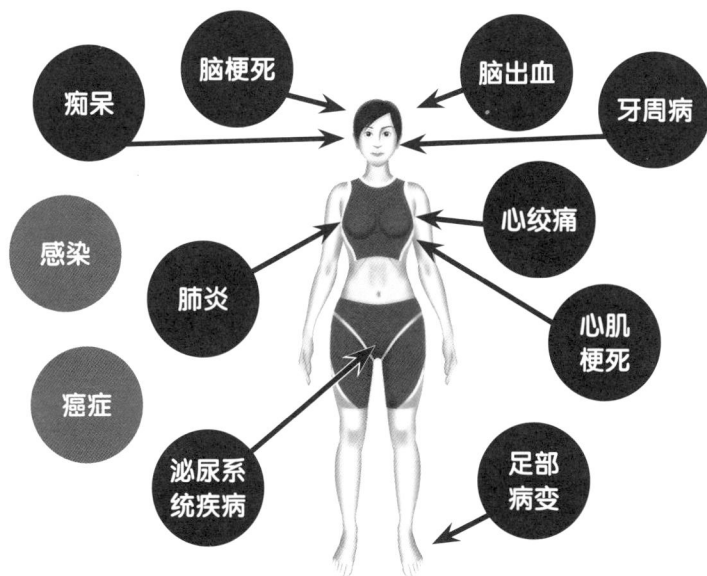

痴呆　脑梗死　脑出血　牙周病
感染
肺炎　心绞痛
癌症
心肌梗死
泌尿系统疾病　足部病变

液中的肌酐含量，肌酐含量会随着肾功能的减退而增加）。

●糖尿病神经病变的主要检查：跟腱反射检查（用仪器轻敲跟腱，检查其反应）、振动觉检查（将振动着的音叉置于脚踝，测量感知到振动所需的时间）、神经传导检查（用电刺激外周神经，测量刺激传导的速度）。

接受医生的运动和饮食指导，但没有长期坚持的糖尿病患者，通过"住院教育"逐渐成功控制住血糖

即使按时服药，许多患者也不能正确执行医生指导的运动疗法和饮食疗法，导致血糖难以降低。因此，建议这些糖尿病患者接受"住院教育"治疗。

在住院教育治疗期间，患者会在医疗机构住院1~2周，接受糖尿病治疗，同时由医生、营养师、药剂师、临床实验室技术人员和物理治疗师等专业人员进行关于糖尿病和治疗的讲座和指导。讲座和指导的主要项目包括学习糖尿病的基础知识、诊断、治疗方法和并发症的"糖尿病课堂"；掌握饮食疗法内容和方法的"营养指导"；学习运动疗法效果和方法的"运动课堂"；了解治疗药物的效果和服药注意事项的"服药指导"；学习检查足部是否异常和足部护理方法的"足部护理课堂"等。

住院教育的目的是帮助患者正确理解糖尿病，激励患者制定并实现血糖控制目标，让患者有信心继续接受治疗。指导并不是专业人员单方面教导患者，而是专业人员通过询问患者的日常生活和服药情况，找出治疗无效的原因和问题，

通过住院教育接受指导

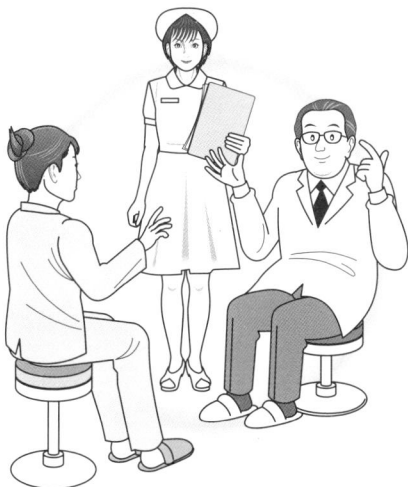

通过住院教育可以明确血糖控制不佳的问题，
寻找成功的解决方案。

并与患者共同制订长期可行的治疗计划。

通过住院教育，患者可以了解如何改变以往的生活习惯，并积极参与治疗。住院教育的日程、项目和费用因医疗机构而异。如果您希望进行住院教育，请咨询主治医生并获取详细说明。

此外，也有一些医疗机构提供门诊糖尿病教育。如果您因家庭或工作等原因无法住院，可以选择在门诊接受糖尿病教育。

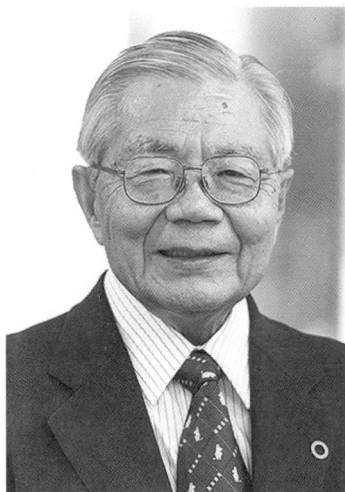

名古屋大学名誉教授、爱知瑞穗大学前校长、日本糖尿病学会名誉会员

佐藤祐造先生

　　毕业于名古屋大学医学部，并在该校完成研究生课程（医学博士）；曾在名古屋大学担任副教授、教授（综合保健运动科学中心、研究生医学系研究科），现任名誉教授；曾担任国际运动生物化学会（UNESCO）会长、日本精密体检学会会长、日本体质医学会会长、日本学校保健学会会长、日本肥胖学会会长、日本临床运动医学会会长、爱知瑞穗大学校长等职务；现任日本糖尿病学会名誉会员（2004—2008年担任理事）、日本体力医学会名誉会员、日本临床运动医学会名誉会员，是日本糖尿病运动疗法研究的第一人，著有《糖尿病运动疗法指导手册》等多部著作。

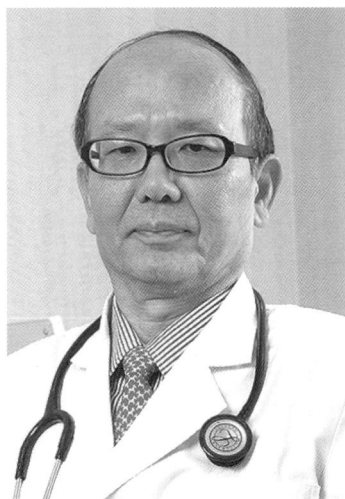

京都府立医科大学客座讲师、梶山内科诊所所长

梶山静夫先生

　　毕业于京都府立医科大学；曾担任京都府立医科大学助教、明治针灸大学内科学教研室教授、京都市立医院糖尿病与代谢内科部长，之后开设梶山内科诊所，现担任梶山内科诊所所长、京都府立医科大学客座讲师；专注于顺序饮食改变血糖值的研究，提出了"顺序饮食疗法"，并获得日本糖尿病学会的高度评价。他还积极从事糖尿病运动疗法的研究，并担任日本糖尿病学会功劳评议员、专科医师、指导医师，京都府糖尿病医会理事，京都府糖尿病协会顾问，日本病态营养学会评议员，以及京都府医师联盟下西地区代表。

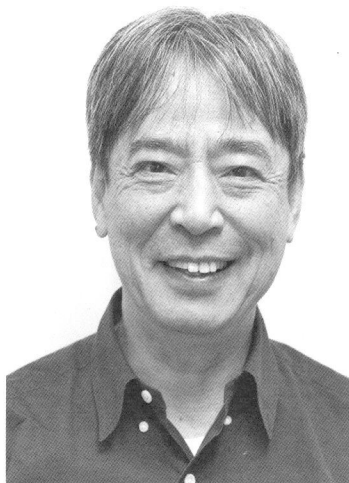

信州大学研究生院医学系研究科
特聘教授
能势博先生

毕业于京都府立医科大学医学部医学科；曾在京都府立医科大学担任助教，在第一生理学教室工作，作为博士研究员留学于美国耶鲁大学医学部和美国约翰·B.皮尔斯实验室，之后担任京都府立医科大学副教授、信州大学医学部附属老年适应研究中心运动医学领域教授、信州大学研究生院医学系研究科疾病预防医学系运动医学讲座教授，现任信州大学研究生院医学系研究科特聘教授。他提出的"间歇式快走"大大改变了以往对步行的认识，许多人将其作为治疗糖尿病、高血糖、血脂异常和代谢综合征的运动疗法来实践。

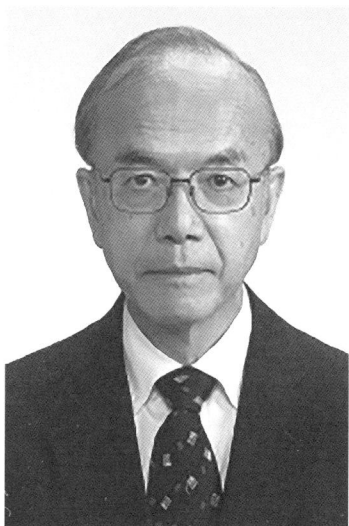

日本自治医科大学名誉教授
练马光丘医院名誉院长
川上正舒先生

毕业于东京大学医学部；曾任职于美国哥伦比亚大学、美国洛克菲勒大学、东京大学医学部附属医院第三内科，曾担任日本国立医院医疗中心临床研究部研究室长、自治医科大学综合医学第一副教授、大宫医疗中心动脉硬化代谢科科长、自治医科大学附属埼玉医疗中心院长、地区医疗振兴协会练马光丘医院院长；现任日本糖尿病学会功劳评议员、专科医师、指导医师，日本内科学会功劳会员、认证医师，日本糖尿病并发症学会干事、日本内分泌学会功劳评议员，日本动脉硬化学会评议员，日本肥胖学会评议员，日本病态营养学会评议员，以及日本肥胖治疗学会特别会员。

　　提到运动疗法，许多人都望而却步，认为"门槛太高""不喜欢运动""体力上吃不消""难以坚持"等。

　　然而，本书介绍的1分钟运动操，无论是年轻人还是对自己体力不自信的老年人，都可以轻松完成。相信许多读者看到"1分钟运动操"时都会想：也许我可以做到。这种想法非常关键，如果尝试一下就会发现，其实自己可以轻松地迈过看似很高的第一道门槛。

　　一旦开始运动，运动就会成为一种乐趣。当血糖值开始下降时，就会忍不住去继续运动。实际上，我指导的许多患者已经坚持运动10年、20年，并且一直保持良好的血糖值。

　　此外，精神压力是导致糖尿病恶化的因素之一，而运动也有助于缓解压力。

　　本书中介绍的11种1分钟运动操并不需要全部完成。如果能够进行11种，那可以全部尝试，如果不能则可以选择2~3种自己能接受的1分钟运动操加以练习。

　　还有些人只想进行1种练习，针对这类人群，我推荐在餐后进行"5秒原地腰部下沉"（慢慢深蹲）。

　　餐后进行5秒原地腰部下沉，有助于抑制餐后血糖飙升。血糖在一天中会不断波动，但如果能抑制餐后血糖峰值，血糖在一天内的波动就可以整体保持在较低水平。当然，HbA1c

也会下降。

如果在5秒原地腰部下沉的基础上，再加上"腰部下沉走路"，则能进一步提高抑制餐后血糖飙升的效果。饮食对改善糖尿病也非常重要，因此建议大家尝试一下我提倡的"顺序饮食疗法"（先吃蔬菜）。

如果不运动，肌肉就会衰退，因此，我还建议大家进行"肌肉训练快走"。如果还可以进行大学附属医院开发的"轻松肌肉训练"，将有助于从根本上改善易患高血糖的糖尿病体质。

那么，从今天开始就来进行1分钟运动操吧！

京都府立医科大学客座讲师、梶山内科诊所所长　**梶山静夫**